Genetisches Screening, Thalassämie und Ethik

Klinische Ethik
Biomedizin in Forschung und Praxis
Clincal Ethics
Biomedicine in Research and Practice

Editorische Betreuung für diesen Band
Andreas Frewer (Erlangen-Nürnberg) und Irene Hirschberg (Hannover)

Band 6

Manuskriptvorschläge sind an den Schriftführer zu richten:
Prof. Dr. Andreas Frewer, Institut für Geschichte und Ethik der Medizin,
Friedrich-Alexander-Universität Erlangen-Nürnberg,
Glückstraße 10, 91054 Erlangen

Zu Qualitätssicherung und Peer Review der vorliegenden Publikation
Die Qualität der in dieser Reihe erscheinenden Arbeiten wird vor der Publikation durch Herausgeber/innen der Reihe und/oder externe Gutachter/innen geprüft.

Charitini Hadjiafxenti / Gerald Neitzke

Genetisches Screening, Thalassämie und Ethik

Eine Interviewstudie mit Betroffenen auf Zypern

PL ACADEMIC RESEARCH

Bibliografische Information der Deutschen Nationalbibliothek
Die Deutsche Nationalbibliothek verzeichnet diese Publikation in der Deutschen Nationalbibliografie; detaillierte bibliografische Daten sind im Internet über http://dnb.d-nb.de abrufbar.

ISSN 1617-920X
ISBN 978-3-631-62286-5 (Print)
E-ISBN 978-3-631-71631-1 (E-PDF)
E-ISBN 978-3-631-71632-8 (EPUB)
E-ISBN 978-3-631-71633-5 (MOBI)
DOI 10.3726/b10727

PL Academic Research ist ein Imprint der Peter Lang GmbH.

Peter Lang – Frankfurt am Main · Bern · Bruxelles · New York · Oxford · Warszawa · Wien

Diese Publikation wurde begutachtet.

www.peterlang.com

Inhaltsverzeichnis

1 Einleitung

Ziel der hier vorgelegten Studie ist es, die Lebens- und Sozialsituation von heterozygoten Anlageträgern für die autosomal-rezessiv vererbte Krankheit Thalassämie auf Zypern zu beschreiben und eine Analyse der Reproduktionsentscheidungen innerhalb dieser Gruppe vorzunehmen. Zypern bietet eine weltweit einzigartige Situation, da es seit 1983 ein obligatorisches Heterozygoten-Screening für Paare vor der Eheschließung gibt. Es soll untersucht werden, 1) welchen Einfluss die genetische Pflichtuntersuchung auf deren Lebensqualität hat, 2) inwieweit sich die Zyprioten in ihrer Autonomie beschränkt fühlen, und 3) wie das „Programm zur Bekämpfung der Thalassämie" von Betroffenen wahrgenommen und bewertet wird. Die Studie ermöglicht dadurch exemplarische Einsichten in ein für die Zukunft der Humangenetik bedeutsames Feld: die ethische Bewertung von verpflichtenden Gentests. Die Vor- und Nachteile solcher Tests werden aus Sicht der Betroffenen dargestellt. Einleitend werden deshalb die Erkrankung Thalassämie und deren genetische Grundlagen sowie die Geschichte der Thalassämie und das „Programm zur Bekämpfung der Thalassämie" auf Zypern beschrieben.

1.1 Thalassämie

Die genetisch bedingten Thalassämie-Erkrankungen machen einen Großteil der Hämoglobinopathien aus, die zu den häufigsten monogenen Erbkrankheiten in der Welt gehören. Hämoglobin bezeichnet den roten Blutfarbstoff in Erythrozyten. Die verschiedenen Thalassämie-Mutationen verursachen über einen Synthesedefekt der Globinketten eine gestörte Hämoglobinbildung, so dass als ein Leitsymptom eine Anämie (Blutarmut) vorliegt. Abhängig von der betroffenen Globinkette wird unterschieden zwischen α-, δβ-, δ-, γ- und β-Thalassämie. In Europa und in der vorliegenden Studie ist vor allem die β-Thalassämie von Bedeutung [AWMF 2010a, Kohne 2011]. Sie tritt besonders in den Ländern des östlichen Mittelmeerraumes wie Griechenland, Zypern, Israel, Libanon und Syrien sowie in Italien und den arabischen Emiraten auf. Seltener kommt sie auch in anderen Ländern wie Portugal, Spanien, Indien, Tunesien, Dänemark und der Türkei vor, allerdings mit unterschiedlicher Häufigkeit [Davies und Mayne 2000, Hadjiminas 2004]. Weltweit werden jährlich ca. 200.000 Kinder mit Thalassämie geboren [Cao 2002]. Durch die Zunahme von Migration werden sich genetisch bedingte Hämoglobinopathien in Europa weiter ausbreiten. Es gibt Hinweise, dass zahlreiche mitteleuropäische Länder auf die damit verbundenen gesundheitlichen Herausforderungen nicht angemessen vorbereitet sind [Aguilar Martinez et al. 2014].

Anämie (Blutarmut) wird als verminderte Hämoglobinkonzentration bzw. Erythrozytenzahl im Blut definiert. Bei der Diagnose der Anämie wird der Hämoglobingehalt im Blut bestimmt. Für die weitere Differenzierung ist die Unterteilung nach dem Hämoglobingehalt der Erythrozyten in normochrom (MCH = 26-32 pg; MCH: mean corpuscular haemoglobin = Hämoglobingehalt des einzelnen Erythrozyten), hyperchrom oder hypochrom sowie nach ihrer Größe in normozytär (MCV = 77-91 fl; MCV: mean corpuscular volume = mittleres Volumen des einzelnen Erythrozyten), makrozytär und mikrozytär entscheidend [Oehler und Krause 2002, Old 2003]. Bei der Thalassämie deuten eine mikrozytäre, hypochrome Form der Erythrozyten und das klinische Bild eine Behandlungsbedürftigkeit an.

Die Mutationen für die β-Thalassämie liegen auf dem Chromosom 11, die Mutationen für die α-Thalassämie auf dem Chromosom 16 [Hadjiminas 2004, Vallance und Ford 2003]. Nach Art der Mutation, Menge der vorhandenen Globinketten und der Klinik werden Minor-, Intermedia- und Major-Thalassämie unterschieden. In den Risikogebieten sind ca. 4,5 % der Menschen Carrier (heterozygote Anlageträger) für eine Thalassämie-Mutation. Für die β-Thalassämie sind ca. 200 Mutationen bekannt [Vallance und Ford 2003], acht davon kommen in Griechenland vor [Traeger-Synodinos et al. 1998].

Bei der autosomal-rezessiven Thalassämie erkranken die Betroffenen, wenn sie zwei Allele mit der gleichen Mutation haben, also dafür homozygot sind, oder wenn sie gemischt-heterozygot sind, also zwei verschiedene Thalassämie-Mutationen tragen. Heterozygote Anlageträger oder „Carrier" mit je einem pathologischen und einem gesunden Gen zeigen keine oder nur eine sehr geringe Symptomatik (leichte Anämie), benötigen daher selten eine Therapie. Wenn beide Partner heterozygot sind, besteht ein Risiko von 25 %, ein krankes Kind zu bekommen und von 50 %, dass das Kind ebenfalls Carrier ist. Mit einer 25%igen Wahrscheinlichkeit hat das Kind zwei gesunde Allele. Wenn ein Carrier mit einem Erkrankten ein Kind zeugt, ist es mit einer Wahrscheinlichkeit von je 50 %, homozygot erkrankt oder heterozygot, also Carrier [Schroeder-Kurth 2000, Cao 2002].

Es wird angenommen, dass die Häufigkeit der β-Thalassämie-Mutationen in der Bevölkerung durch das Auftreten von Malaria begünstigt wurde [Cowan 2009, Hadjiminas 2004, Modell und Berdoukas 1984]. Malaria war auf der Insel Zypern lange Zeit weit verbreitet und konnte erst in der ersten Hälfte des 20. Jahrhunderts eingedämmt werden. Heterozygote Anlageträger[1] der β-Thalassämie sind gegen Malaria resistent und haben daher durch ihren genetischen Status einen Überlebensvorteil [Hadjiminas 2004].

Für die Diagnostik werden heute auf Zypern zwei Methoden zur Identifikation des pathologischen Hämoglobins im Blut und somit des Carrier-Status angewandt. Mittels „High Pressure Liquid Chromatography" (Hochdruck-Flüssigkeitschromatographie) oder „Isoelectric Focussing" (Isoelektrische Fokussierung) wird festgestellt, ob die untersuchte Person Carrier ist. Technisch betrachtet wird die genetische Information also indirekt durch Proteinbestimmung aus dem Blut ermittelt. In der folgenden Arbeit wird aber von genetischen Untersuchungen gesprochen, obwohl die Analyse nur in Ausnahmefällen tatsächlich auf der Ebene der Erbinformation (Desoxyribonukleinsäure, DNA) erfolgt.

Paaren mit einem erhöhten Thalassämie-Risiko wird im Falle einer Schwangerschaft eine Pränataldiagnostik (PND) empfohlen. Mit einer Chorionzottenbiopsie können ab der achten Schwangerschaftswoche Trophoblasten vom Chorion frondosum der Plazenta für eine molekulargenetische Untersuchung der DNA entnommen werden. Mittels ARMS (Amplification Refractory Mutation System) kann festgestellt werden, ob die Thalassämie auslösenden Mutationen von den Eltern an das ungeborene Kind vererbt wurden. Alternativ kann eine Vererbung über die Methode der RFLP (Restriction Fragment Length Polymorphism) indirekt bestimmt werden. Durch die Anwendung beider Methoden wurde die Fehlerquote bei der PND deutlich reduziert. Laut Hadjiminas [2004] sind seit 1991 nur zwei Fehldiagnosen aufgetreten. Zudem liefere diese Methodik bei der PND auf Zypern nach Kleanthous et al. [2001] nicht nur für β-, sondern auch für α-Thalassämie valide Ergebnisse.

---

1 Im Folgenden wird aus Gründen der Lesbarkeit und Kürze für gemischtgeschlechtliche Gruppen die männliche Form verwendet; dies schließt selbstverständlich das weibliche Geschlecht mit ein.

Die Chorionzottenbiopsie kann schon in einem frühen Schwangerschaftsstadium durchgeführt werden. Dadurch kann die psychische Belastung im Fall eines gewünschten Schwangerschaftsabbruches reduziert werden, da die Schwangerschaft zum Zeitpunkt des Abbruchs noch nicht so weit fortgeschritten ist wie bei anderen Methoden [Schmidtke 2002]. Es gibt ein 0,1%iges Fehldiagnoserisiko und eine ca. 1%ige Gefahr, dass der Fötus dabei verletzt wird bzw. eine Fehlgeburt ausgelöst wird. Die Ergebnisse der Untersuchung sind in wenigen Tagen verfügbar [Metcalfe et al. 2007, Schmidtke 1997, Witters und Fryns 2002, Schwärzler 2003].

Ein Paar, das sich gegen einen Schwangerschaftsabbruch und für ein krankes Kind entscheidet, muss mit der Therapie des Neugeborenen möglichst umgehend beginnen, weil die Erkrankung klinische Symptome hervorruft, die unbehandelt zum Tod in der frühen Kindheit führen. Blässe, Ikterus und Hepatosplenomegalie (Vergrößerung von Leber und Milz) sowie Kardiomyopathien (Herzmuskelleiden) und endokrinologische Unterfunktion sind die wichtigsten Symptome. Ohne bzw. bei unzureichender Behandlung treten wiederholte Infektionen, Wachstumsverzögerungen und Knochenverformungen auf. Charakteristisch ist eine Facies thalassaemica, die sich in einer hohen Stirn, Verbreitung der Diploe (Substantia spongiosa des Schädels) sowie einer Prominenz des Jochbeins und des Oberkiefers äußert [AWMF 2010a, de Sanctis et al. 2006].

Die einzige kurative Therapiemöglichkeit stellt derzeit die Stammzellentransplantation dar. Notwendig dafür ist ein HLA-identischer Spender, häufig ein Geschwisterkind des Betroffenen. Die Wahrscheinlichkeit, dass Geschwister HLA-identisch sind, beträgt 25 %. Deshalb steht die Möglichkeit einer Stammzelltransplantation nur ca. 30 % der Patienten in der Realität zur Verfügung. Der erste derartige Eingriff wurde im Jahr 1982 durchgeführt, bis heute sind über 2.000 Fälle dokumentiert. Die Überlebenswahrscheinlichkeit nach dem Eingriff liegt bei ca. 70 %. Die Misserfolgsrate eines Eingriffs, bei dem der Spender nicht absolut identische HLA-Merkmale aufweist, ist mit über 50 % sehr hoch. Die Transplantation muss in den ersten Lebensjahren stattfinden, um Folgen der Erkrankung wie Wachstumsstörungen und andere Komplikationen zu vermeiden [Hashmi et al. 2004, Gaziev und Lucarelli 2005].

Die symptomatische Therapie umfasst regelmäßige Bluttransfusionen, eine Behandlung einer Eisenüberladung mit Chelatbildnern sowie eine

Behandlung der krankheits- und therapiebedingten Komplikationen und Organschäden.

Bluttransfusionen sind bei wiederholten Hämoglobinwerten im Blut unter 8 g/dl indiziert. Je nach Schweregrad und Ausprägung der Erkrankung erhalten die Patienten Bluttransfusionen in regelmäßigen Intervallen von drei bzw. vier Wochen. Die Eisenüberladung des Organismus wird mit Eisenchelatbildnern bekämpft, dabei werden abhängig vom Alter zur Primärtherapie die parenterale Gabe von Deferoxamin als subkutane Dauerinfusion oder die orale Gabe von Deferasirox empfohlen [AWMF 2010a und b].

Während der langjährigen Behandlung mit Bluttransfusionen sowie durch eine erhöhte endogene Erythropoese entsteht eine lebensbedrohliche Hämosiderose (Eisenspeicherkrankheit), bei der die hohe Eisenkonzentration die Körperzellen und die Organe lebensbedrohlich angreift. Deshalb ist eine Chelattherapie zur Eisenreduktion notwendig. Zusätzlich schützt diese Therapie zum einen vor dem Auftreten von Endokrinopathien und unterstützt zum anderen die Sexualentwicklung und das Knochenwachstum der jungen Patienten. Sie ist notwendig für ihr Überleben und sollte in der Pubertät beginnen [Skordis 2006, Efthimiadis et al. 2006]. Allerdings können u.a. Knochenschäden, Hochtonschwerhörigkeit sowie Netzhautschäden als Nebenwirkungen von Desferoxamin (Präparatname z.B. Desferal®) auftreten [AWMF 2010b].

Generell sind die Patienten anfällig für Infektionen. Eine bereits durchgeführte Splenektomie (Entfernung der Milz) und eine Eisenüberladung (durch Bluttransfusion) stehen damit in engem Zusammenhang: Eisen fördert die Vermehrung und das Wachstum vieler Bakterien. Studien zufolge stellten Infektionen die primäre Todesursache bei Thalassämikern dar: Pneumonien sowie Infektionen der Gallenwege und Leberabszesse treten dabei am häufigsten auf [Rahav et al. 2006]. Andere Arbeiten deuten hingegen darauf hin, dass bei den transfusionsbedürftigen Patienten die kongestive Herzinsuffizienz der Hauptgrund für die erhöhte Sterblichkeit sei [Efthimiadis et al. 2006]. Außerdem können Hypogonadismus und Wachstumsstörungen im Verlauf der Erkrankung auftreten [Skordis 2006].

Die Prognose von Thalassämikern hat sich durch die genannten Behandlungsoptionen deutlich verbessert. Im Jahr 1997 berichteten Angastiniotis und Middleton, dass auf Zypern 80 % der Betroffenen das 40. Lebensjahr erreichten. Ähnliche Überlebensraten werden auch aus anderen europäischen Ländern berichtet [Angastiniotis und Middleton 1997, S. 56]. Bei

Ausschöpfung der therapeutischen Möglichkeiten scheint eine Lebenserwartung von 50-60 Jahre realisierbar [Kohne 2011].

1.2 Genetik und Carrier-Screening

Jede menschliche Zelle enthält in ihrem Kern die DNA. In der DNA sind bis zu 30.000 Gene, die Träger der genetischen Information, enthalten. Die Gene sind mit Chromatinproteinen in linearen Strängen in den Chromosomen angeordnet. Der gesunde Mensch hat 46 Chromosomen, die als diploider Chromosomensatz paarweise in 23 Chromosomenpaaren vorliegen.

Veränderungen an der DNA werden als Mutationen bezeichnet und sind die Ursache vieler Krankheiten [Fauci et al. 1999, Propping 2000, Horst und Winnacker 2000]. Wenn Mutationen die Keimzellen betreffen, werden sie auch vererbt. Es wird geschätzt, dass ein Drittel aller Erkrankungen zumindest teilweise genetisch bedingt ist.

Genetik bekam in den letzten 30 Jahren eine zunehmende Bedeutung auch für die Präventive Medizin [Keil 2000]. Ziel einer präventiven Ausrichtung von Genetik ist unter anderem, die Betroffenen so weit über ihren gesundheitlichen Status und ihre Möglichkeiten zu informieren, dass sie frei und selbstbestimmt wichtige Lebensentscheidungen treffen können, z.B. über die Geburt eines Kindes. Sie sollen ihre gesundheitliche „Besonderheit" verstehen, auch mittels genetischer Diagnostik und Beratung, und dadurch ihre Ängste reduzieren [Wertz 1995]. In einigen Fällen wird so eine Prävention von Erkrankungen (bzw. deren Fortschreiten) und Missbildungen unterstützt.

In verschiedenen Ländern wird ein „Carrier-Screening" für eine Reihe von Erkrankungen angeboten. Die Carrier rezessiver Krankheiten, also Träger eines Merkmals, das im heterozygoten Zustand keine (oder nur eine sehr milde) Erkrankung bewirkt, werden über die Risiken ihres genetischen Status und die Alternativen bezogen auf „Reproduktionsentscheidungen" aufgeklärt. Dieses Wissen ermöglicht ihnen beispielsweise, einen Partner auszuwählen, der nicht Carrier der gleichen Erbkrankheit ist. Außerdem können die Betroffenen entsprechend ihren sozialen, ethischen und religiösen Einstellungen und Überzeugungen entscheiden, ob sie eigene oder adoptierte Kinder wünschen, ob sie eine PND in Anspruch nehmen möchten und ob sie ggf. einen Schwangerschaftsabbruch in Betracht ziehen [Botkin und Murray 1995].

Genetische Information und Aufklärung sind besonders relevant für Länder mit einem hohen Anteil an Carriern einer Erkrankung, wie z.B. Zypern und Griechenland oder Länder des Nahen Ostens, in denen sich durch Partnerschaften innerhalb der Familie das Risiko für ein Kind mit einer Erbkrankheit weiter erhöht [Carmi et al. 1998].

Die erste freiwillige Carrier-Testung bei einer autosomal-rezessiven Erbkrankheit erfolgte in den 1970er Jahren bei den Ashkenazi-Juden für die Tay-Sachs-Erkrankung [Zlotogora 2009, Laberge et al. 2010]. Screening-Programme für α- und β-Thalassämie gibt es laut Vallance und Ford in verschiedenen Ländern wie Kanada, der Türkei, der Schweiz, Australien, Hong Kong, Italien sowie Großbritannien und auf Hawaii [Vallance und Ford 2003]. Auf Sardinien und in Israel werden Screening-Programme für Thalassämie sowie Zystische Fibrose auf freiwilliger Basis durchgeführt. In Tunesien seit 1986 und in Saudi Arabien seit 2004 sind eine voreheliche Testung und genetische Aufklärung für verschiedene Erbkrankheiten verpflichtend. In den arabischen Emiraten, in Bahrain und im Iran wurden ähnliche Pflichtuntersuchungen eingeführt [Zlotogora 2009].

Ziel der genetischen Beratung nach einer Untersuchung sollte es sein,

> „dem Individuum und gegebenenfalls seiner Familie [zu] helfen [...], die medizinischen Fakten zu verstehen, den erblichen Anteil der Erkrankung und das Wiederholungsrisiko zu begreifen, die Möglichkeiten zu erkennen, mit dem genetischen Risiko umzugehen, eine Entscheidung zu treffen, die dem Risiko, den familiären Zielen und den eigenen Wertvorstellungen entspricht und danach zu handeln und sich so gut wie möglich auf eine Krankheit oder Behinderung einzustellen" [Schmidtke 2001, S. 59].

Genetische Beratung ist nicht nur eine fachliche und psychologische, sondern auch eine ethische Herausforderung [Hirschberg et al. 2009]. Sie sollte individuell und nicht-direktiv erfolgen, um die Betroffenen von der psychischen Last der neuen, für viele nicht positiven Informationen zu entlasten und sie zu unterstützen [Hepp 2000, Wolff 2000, Woopen 2000, Emery 2001]. „The ultimate aim of the genetic counsellor should be to help clients reach a decision wisely, rather than reach a wise decision" [Emery 2001, S. 85].

Die Bekanntgabe des genetischen Status löst bei vielen Betroffenen Sorgen und Ängste aus, obwohl bei ihnen selbst keine Erkrankung, sondern zunächst nur eine Disposition oder ein Vererbungsrisiko vorliegt. Es stellen sich also folgende Fragen: Bei welchen Erkrankungen und für wen sollte eine genetische Diagnostik angeboten werden? [Bundesärztekammer 2003] Wann und unter welchen Umständen ist genetische Diagnostik sinnvoll? [UK Genetic Testing Network 2005] Wer sollte die Entscheidung für oder gegen eine solche Diagnostik treffen? Welche Information ist für eine individuelle, autonome Entscheidung einer betroffenen Person erforderlich, und wie sollte sie vermittelt werden?

Jede genetische Untersuchung – also auch das Feststellen des Carrier-Status – setzt eine Bewertung der untersuchten Merkmale voraus – und dies begründet ihre grundsätzliche moralische Ambivalenz. Diese Bewertung drückt sich in der Normierung aus, die bestimmte genetische Merkmale als krankhaft, andere als gesund klassifiziert. Genetische Untersuchungen versuchen also, das von der Norm Abweichende zu identifizieren. Der Unterschied zu den meisten anderen Normabweichungen, die durch medizinische Diagnostik festgestellt werden, liegt im prädiktiven Charakter der genetischen Information. Mit dieser Information wird lediglich eine Disposition für das getestete Individuum oder – bei Carriern – das mögliche Auftreten einer Erkrankung in der nächsten Generation festgestellt. Welche Konsequenzen hat prädiktives Wissen? Anders als bei der Eugenik in der ersten Hälfte des 20. Jahrhunderts werden Betroffene heute nicht gegen ihren Willen – etwa durch Zwangssterilisation – von der Reproduktion ausgeschlossen oder gar Kranke systematisch und menschenverachtend getötet [vgl. Cowan 2009]. Dennoch könnten Kranke oder Carrier sich wegen der mit der Diagnostik verbundenen Bewertungen benachteiligt und diskriminiert fühlen, weil ihr Leben und ihre genetische Ausstattung von anderen als weniger wertvoll betrachtet werden könnte. Obwohl eine „offizielle Bewertung“ etwa des ungeborenen Lebens nicht erfolgt, wird der genetische Status faktisch zur Grundlage für die Entscheidung für oder gegen einen Schwangerschaftsabbruch gemacht.

Bei den meisten Carriern besteht weiterhin ein Familien- und damit verbundener Kinderwunsch. Bei Eintreten einer Schwangerschaft wird häufig eine PND in Anspruch genommen. Diese genetische Untersuchung eröffnet dem Paar weitere Entscheidungsoptionen, um ihren Wunsch nach einer gesunden Familie zu realisieren. Wenn sich Eltern nach PND gegen einen kranken Fötus entscheiden, liegt dem oft folgende Überlegung zu Grunde: „They intend to realize something positive when trying to prevent greater harm. Very often parents choose selective abortion because they cannot give the child what he wants, a better chance in life“ [Loots 2002, S. 83].

Eine Untersuchung auf den Carrier-Status und die daraus resultierenden Ergebnisse können also bei den Betroffenen negative Konsequenzen wie Diskriminierung durch das soziale Umfeld und eigene Sorgen und Ängste hervorrufen, ohne dass das Ergebnis den Betroffenen zu diesem Zeitpunkt nützt. Möglicherweise möchte der Carrier dieser rezessiven Erkrankung ohnehin keine Kinder bekommen, oder der zukünftige Partner ist kein Carrier, so dass kein Erkrankungsrisiko für die Kinder besteht.

In der Humangenetik und Medizinethik werden deshalb schon lange Forderungen diskutiert, dass nur über diejenigen Erkrankungen genetische Informationen ermittelt werden sollten, die für die Gesundheit in erheblichem Maße relevant sind, und die somit als „ernsthafte Erkrankungen" bezeichnet werden können [Chadwick 1998, Koch 2000]. Diese grundsätzliche Forderung ist zumindest insofern unterbestimmt, als keine Kriterien für die Ernsthaftigkeit einer Erkrankung allgemein etabliert sind. Insbesondere dann, wenn genetische Informationen im Rahmen eines Screenings größeren Bevölkerungsgruppen zur Verfügung gestellt werden sollen, stellt sich eine Reihe von ethischen Fragen: Welche (legitimen) Zwecke verfolgt das Programm? Erfolgt die Teilnahme freiwillig oder wird direkt oder indirekter Druck auf potenzielle Testpersonen ausgeübt? Wird das Screening als Prävention verstanden und folgt damit eine Public Health-Perspektive? [UK National Screening Committee 2015]

Weiterhin stellt sich die Frage, wie solche Tests finanziert werden sollten. Haben alle potenziell Betroffenen das Recht auf genetische Informationen, oder nur diejenigen, die die Untersuchungen bezahlen können? Ist der Zugang zur humangenetischen Diagnostik beschränkt, oder wird er durch das Gesundheitssystem ermöglicht? In diesem Zusammenhang ist wichtig hervorzuheben, dass genetische Informationen den gewünschten Lebenslauf [Nikku und Eriksson 1998] und die Beschäftigungs- bzw. Versicherungsmöglichkeiten [Henn 2009] einer Person negativ beeinflussen können. Dies gilt grundsätzlich auch für Carrier. So konnte Diskriminierung von Carriern bereits empirisch nachgewiesen werden [Levitt 2001, WHO 2002].

Der gerechte Zugang zu genetischen Tests stellt für Genetiker und Ethiker jedoch nicht die Hauptproblematik dar. Zentrale Bedeutung hat dabei eher die Frage nach der Selbstbestimmung und einer selbstbestimmten Lebensführung. Die Autonomie eines Menschen sollte immer respektiert werden, so dass er letztlich selbst entscheiden kann, was er über seinen genetischen Status erfahren möchte und was nicht. Je freier verfügbar ein

Testverfahren und je stärker der Druck es anzuwenden sind, desto wichtiger wird es, das Recht auf Nicht-Wissen praktisch zu schützen [Hildt 2009]. Die meisten Humangenetiker lehnen daher genetische Pflichtuntersuchungen ab, weil in diesem Fall das Selbstbestimmungsrecht des Individuums missachtet würde [Wolff 2000]. Dies gilt insbesondere für Untersuchungen des Carrier-Status.

Ausnahmen von der Freiwilligkeit prädiktiver genetischer Untersuchungen werden nur dann ernsthaft diskutiert, wenn die Untersuchten selbst möglicherweise von einer Krankheit betroffen sein werden, die bereits vor ihrer klinischen Manifestation eine Therapie erforderlich macht, oder wenn diese genetische Information für andere Familienmitglieder relevant sein könnte. Für diese Fälle wird angenommen, dass die Bekanntgabe einer klinisch relevanten Information nicht zwingend von negativer Bedeutung für die Person [Wertz 1995], sondern durch die in der Summe positiven gesundheitlichen Konsequenzen gerechtfertigt sei. Beide genannten Ausnahmen treffen jedoch nicht auf die Untersuchung des Carrier-Status zu und können deswegen nicht als Argumente für ein verpflichtendes Carrier-Screening angeführt werden.

Obwohl die Autonomie des Individuums große Bedeutung in der medizinethischen Diskussion besitzt, dürfen die Konsequenzen des Wissens bzw. Nicht-Wissens auf sozialer und globaler Ebene im Sinne einer Public Health Ethik nicht außer Acht gelassen werden (vgl. etwa Nikku und Eriksson 1998 sowie die Einleitungskapitel in Strech und Marckmann 2010). Darf etwa der Gruppennutzen einer Gesellschaft über die individuelle Nutzen-Schaden-Abwägung durch die Schwangere oder das Paar gestellt werden? Wie könnte andererseits durch ein Screening ein Nutzen für die Bevölkerung hergestellt werden, ohne das Individuum in seiner Entscheidung für oder gegen eine Testung einzuschränken? Im Rahmen der Diskussion von Screening-Verfahren in Deutschland betont der Humangenetiker Schmidtke deshalb das individuelle Recht der Frau, sich auch bei hohem Erkrankungsrisiko des Kindes für oder gegen einen Test zu entscheiden [Schroeder-Kurth 1999].

1.3 Die Geschichte der Thalassämie und das „Thalassämie-Programm“ auf Zypern

Dr. Thomas B. Cooley und sein Mitarbeiter Dr. Pearl Lee beobachteten in den 1920er Jahren in den USA fünf pädiatrische Patienten. Sie wiesen alle die gleichen äußerlichen Charakteristika auf, die denen der Mongolen ähnelten. Die Kinder hatte alle ein außergewöhnliches Aussehen: Die Hautfarbe und die Augen waren gelblich und die Knochen von Gesicht und Schädel vergrößert. Anämisches Blut, eine Vergrößerung der Milz und der Leber sowie eine erhöhte Leukozytenkonzentration bildeten bei den fünf Kindern die Hauptsymptomatik, die als „Cooleys Anämie" beschrieben wurde.

1925 meldeten die beiden Ärzte diese Krankheit der „American Pediatric Society"; bereits am 24. März 1927 veröffentlichten sie im „American Journal of Diseases in Children" einen Artikel über die Symptomatik aller sieben bis zu diesem Zeitpunkt bekannten Fälle. Cooley und seine Mitarbeiter hatten allerdings noch keinen Hinweis, dass diese Krankheit, die heute Thalassämie genannt wird, einen genetischen Hintergrund hat und vererbbar ist [Hadjiminas 2004].

Die Krankheit war zu dem Zeitpunkt überwiegend in Italien, Griechenland, Syrien und Armenien aufgetreten [Hadjiminas 2004]. Archäologische Untersuchungen zeigten, dass sie auf Zypern bereits vor 4.500 Jahren existierte [Kalokairinou 2007]. Der griechische Arzt Kaminopetros war der erste, der die „Erythroplastic Anaemia", die Cooley beschrieben hatte, als vererbte Krankheit aus dem Stamm der mongolischen Bevölkerung erkannt hat. Parallel dazu wurde die Thalassämie in Italien von Angelini ebenfalls als Erbkrankheit beschrieben [Hadjiminas 2004].

Weiterhin haben Whippe und Bradford in Rochester, USA, zur Erforschung der Thalassämie und zur Entwicklung ihrer heutigen Bezeichnung beigetragen. Sie glaubten, dass der bis dahin verwendete Name „Erythroplastic Anaemia" die Bedeutung der Krankheit nicht vollständig wiedergäbe und suchten einen repräsentativen Namen für diese Krankheit. Whippe wollte aus dem Hauptsymptom Anämie und der Herkunft der Betroffenen, dem Mittelmeerraum, einen passenderen Namen herleiten. Als profunder Kenner der griechischen Geschichte erinnerte er sich an den Ausruf „thalatta-thalatta" der Soldaten Xenophons, die das Schwarze Meer gesehen hatten und fälschlich annahmen, es sei das Mittelmeer. Aus der Kombination der Wörter „thalassa" (= Mittelmeer) und Anämie entstand der Name Thalassämie, also eine Blutkrankheit, die überwiegend in Mittelmeerländern vorkommt [Hadjiminas 2004].

Auf Zypern begann sich die Thalassämie erst in den 1930er Jahren als medizinisches Problem zu manifestieren [Hadjiminas 2004]. Betroffene Kinder wiesen nach der Geburt zunächst eine normale körperliche und geistige Entwicklung auf. Nach dem sechsten Lebensmonat waren die ersten Symptome der gestörten Entwicklung sichtbar. Diese Kinder hatten ohne Therapie kaum Überlebenschancen und starben in den ersten Lebensjahren [Cowan 2009]. Die Eltern sahen dies hilflos mit an und fühlten sich vielfach persönlich schuldig [Ioannou 1999].

Die erste Person, die sich auf Zypern intensiv mit der Krankheit Thalassämie beschäftigt hat, war Dr. A. Faudry [Ioannou 1999, Kalokairinou 2007]. Er war von 1940 bis 1946 als Mediziner für Gesundheitsprogramme auf Zypern zuständig. Faudry sorgte für Maßnahmen zur Bekämpfung der Malaria und beschäftigte sich intensiv mit der Thalassämie. Er befasste sich nicht nur mit der Pathologie der Thalassämie, sondern auch mit der Etablierung notwendiger Therapiemaßnahmen. So führte Faudry nach zahlreichen Untersuchungen die Bluttransfusion als Therapiemöglichkeit auf Zypern ein [Hadjiminas 2004].

In den 1950er Jahren wurde die erste Thalassämie-Abteilung im öffentlichen Krankenhaus Nikosias, der Hauptstadt Zyperns, gegründet und vom Iren Dr. Jack O'Neil Gillespie geleitet. Dort wurden fortan alle Thalassämie-Patienten behandelt. O'Neil Gillespie erkannte die Schwierigkeiten, die Risiko-Paare im Zusammenhang mit der Familiengründung bewältigen mussten [Hadjiminas 2004]. Zur gleichen Zeit wurden auch in England und den USA die Bluttransfusionen bei Thalassämie eingeführt. Dabei wurde erkannt, dass wiederholte Transfusionen zu einer erhöhten Eisenkonzentration in lebenswichtigen Organen führten, was schwerwiegende Komplikationen bis hin zum Tod der Patienten verursachte [Cowan 2009]. Die Lebenserwartung war also trotz Transfusionsbehandlung weiterhin stark verkürzt.

Der Arzt Minas Hadjiminas berichtete als langjähriges Mitglied der *Organisation zur Bekämpfung der Thalassämie auf Zypern*, dass der zypriotischen Bevölkerung schon in den 1960er Jahren eine freiwillige Untersuchung des Carrier-Status angeboten wurde. Um einer möglichen Diskriminierung zu entgehen, ließen sich aber viele Zyprioten dennoch nicht vor einer Reproduktionsentscheidung testen. Trotz des Angebots einer freiwilligen Testung wurden weiter viele erkrankte Kinder geboren, die psychische Belastung und die Diskriminierung betroffener Familien nahmen eher noch zu. Hinzu kam, dass auf Zypern große Mengen an Blutkonserven und finanzielle Ressourcen für die erforderlichen Transfusionen benötigt wurden [Ashiotis et al. 1973, Ioannou 1999]. Diese Probleme nahmen in den Folgejahren mit der steigenden Anzahl von Kranken stetig zu. Viele Familien waren nach der Geburt eines kranken Kindes verzweifelt, und manche Paare trennten sich aufgrund der Belastungen [Hadjiminas 2004]. Die Familien und die Gesellschaft waren überfordert, was die zypriotischen Ärzte zum Handeln veranlasste [Ioannou 1999]. Die verantwortlichen Ärzte und Gesundheitsbehörden waren davon überzeugt, dass der Staat ohne eine Reduktion der Zahl der Erkrankten nicht mehr lange in der Lage sein würde, die Betroffenen adäquat zu versorgen, und dass sich dadurch deren Überlebenschancen und Lebensqualität deutlich verschlechtern würden [Hoedemaekers und ten Have 1998].

In den 1970er Jahren stellte die β-Thalassämie als eine zunehmend häufige, nicht heilbare und kostenintensive Krankheit das mutmaßlich größte Gesundheitsproblem Zyperns dar [Ashiotis et al. 1973, Laberge et al. 2010]. In der Bevölkerung herrschte weiterhin erhebliche Unwissenheit über die Krankheit. Eine Diskriminierung von Betroffenen, aber auch Carriern, zeigte sich bereits deutlich [Ioannou 1999, Hadjiminas 2004]. Eine Zuspitzung dieser Probleme wurde prognostiziert.

Schätzungen ergaben, dass bei gleich bleibender Geburtenrate von Erkrankten in 40 Jahren 40 % der Bevölkerung Blut spenden müssten, um den Bedarf für die Therapie der Thalassämiker decken zu können [WHO 2002]. Die Kosten für die Behandlung der Thalassämiker waren bereits in den 1970er Jahren sehr hoch [Hoedemaekers und ten Have 1998] und mutmaßlich für die Wirtschaftskraft eines kleinen Landes nicht dauerhaft tragbar. Auf Zypern wurde zuvor der größte Teil der erforderlichen technischen Ausrüstung für die Versorgung der Betroffenen durch Privatspenden und durch finanzielle Unterstützung aus Amerika, Griechenland und England finanziert [Hadjiminas 2004].

Gillespie empfahl im Jahr 1957 als Erster, Blutuntersuchungen vor der Eheschließung durchzusetzen, um die Anzahl kranker Kinder zu senken. Er war der leitende Arzt während der letzten Jahre der britischen Besatzung, bevor Zypern 1959 die Unabhängigkeit erlangte [Hadjiminas 2004]. Nach einer Empfehlung durch die WHO wurde 1972 George Stamatoyannopoulos, Humangenetiker der *University of Washington* in Seattle, nach Zypern eingeladen. Er sollte mittels biochemischer Tests, die er selbst entwickelt hatte, die Inzidenz und die Carrier-Häufigkeit für β-Thalassämie auf Zypern bestimmen. Laut Stamatoyannopoulos könnten die Kranken bis zum mittleren Lebensalter überleben, wenn sie die besten verfügbaren Therapien erhielten [Cowan 2009]. Er empfahl die Einführung einer Pflichtuntersuchung zur Feststellung des genetischen Status beider Partner vor der Eheschließung. Er hatte sich lange mit der Krankheit Thalassämie und ihren Folgen für die Bevölkerung und das Gesundheitswesen beschäftigt und hielt eine effektive Lösung zur Bekämpfung dieses Problems auf Zypern für notwendig [Hadjiminas 2004, S. 128]. Auch er folgerte, dass ansonsten die Häufigkeit der Erkrankung in Zukunft so sehr zunehmen würde, dass die nötige Zahl an Blutkonserven und die Kosten für die Therapie eine nicht tragbare Belastung für den Staat darstellen würden [Modell und Berdoukas 1984, Kalokairinou 2007, Cowan 2009]. Viele zypriotische Ärzte schlossen sich dieser Einschätzung an und forderten dringend eine Lösung für dieses Problem.

Die Einführung eines Screening-Programms musste sorgfältig organisiert und durchgeführt werden. Folgende Aspekte wurden in der Planung berücksichtigt: Krankenhäuser und Dienststellen sollten gut erreichbar sein. Das Programm sollte nicht nur allen Zyprioten, sondern auch allen anderen interessierten Ausländern, unabhängig von Nationalität und Religion, Hilfe anbieten. Dafür mussten in jedem Krankenhaus Zyperns spezielle Abteilungen für Thalassämie mit spezialisiertem Personal eingerichtet werden. Finanzielle Unterstützung, aber auch eine Zusammenarbeit von medizinischem und paramedizinischem Personal, den Schulen, der Kirche sowie der zypriotischen Bevölkerung sowie die Unterstützung durch die WHO und andere Länder wie Großbritannien und die USA waren nötig, um das Ziel erreichen zu können [Kalokairinou 2007].

Bereits im Jahr 1972 begann das „Programm zur Bekämpfung der Thalassämie auf Zypern“ [Angastiniotis und Middleton 1997]. Jedoch wurden 1974 die Behandlung der Kranken und die Prävention der Thalassämie durch die Besatzung Zyperns durch türkische Truppen erschwert [Ioannou 1999]. Die Durchführung eines gut organisierten Programms konnte zunächst nicht fortgesetzt werden, zahlreiche organisatorische Änderungen waren erforderlich [Hadjiminas 2004].

Dr. Bernadette Modell von der Universität London wurde zusammen mit anderen Vertretern der WHO nach Zypern eingeladen, um das Problem der Thalassämie zu untersuchen und Lösungsvorschläge zu erarbeiten. Sie hatte in Großbritannien über Thalassämie geforscht und nachgewiesen, dass die Häufigkeit von Thalassämie bei in England lebenden Zyprioten fast so hoch war wie auf Zypern [Modell et al. 1972] und dass sich die Häufigkeit zwischen griechischen und türkischen Zyprioten in London nicht unterschied

[Hadjiminas 2004]. 1979 berichtete Modell über den nördlichen Teil Zyperns, dass die Thalassämie ein großes gesundheitliches Problem darstelle. Ohne weitere Maßnahmen würde die Anzahl der Kranken innerhalb von 50 Jahren extrem steigen. Die Folgen wären soziale und psychische Nachteile für die Betroffenen und finanzielle Schäden für Staat und Gesundheitswesen [Bozkurt 2007]. Eine vergleichbare Häufigkeit an Erkrankten und Carriern lag aber auch im Südteil der Insel vor [Cowan 2009], so dass dort die gleichen Gefahren gestanden.

Tabelle 1: Entwicklung des „Programms zur Bekämpfung der Thalassämie" und Geburt kranker Kinder auf Zypern

Methoden, die angewendet wurden:	Jahr	Geburten insgesamt	Erwartete Geburten kranker Kinder	Tatsächliche Geburten kranker Kinder	Differenz (absolut)	Prävention (%)
Genetische Beratung / Aufklärung	1974	8594	54	53	1	1,8
	1975	8039	51	48	3	6,0
	1976	9259	59	37	22	37,0
Zusätzlich Pränatal-diagnostik (in England, Griechenland und Israel)	1977	9188	58	37	21	36,0
	1978	9644	61	27	34	56,0
	1979	10372	66	25	41	62,0
	1980	11087	70	20	50	71,0
	1981	10780	68	10	58	85,0
Pränatal-diagnostik auf Zypern verfügbar	1982	11578	73	8	65	89,0
	1983	10900	69	8	61	88,0
Einführung der „Vorehelichen Bescheinigung"	1984	11200	71	4	67	94,0
	1985	10421	66	2	64	97,0
	1986	10691	68	1	67	98,5
	1987	10337	65	2	63	97,0
	1988	10752	68	0	68	100,0
	1989	10372	66	0	66	100,0

(eigene Übersetzung, Hadjiminas 2004, S. 184)

In Tabelle 1 wird verdeutlicht, wie das „Programms zur Bekämpfung der Thalassämie auf Zypern" in der Zeit nach der türkischen Besatzung aufgebaut und umgesetzt wurde. Die genetische Aufklärung stellte direkt nach dem Einmarsch, wie in den Jahren zuvor, den Grundstein für dieses Programm dar. Es folgten weitere Bausteine: Im Jahre 1977 wurde die PND eingeführt, zunächst als eine im Ausland durchgeführte Untersuchung, ab 1982 dann auf Zypern selbst. 1983 wurde dann die Pflichtuntersuchung zur Bestimmung des eigenen genetischen Status auf Thalassämie und damit die „voreheliche Bescheinigung" eingeführt.

Ziel des Programms war die Aufklärung über Thalassämie und den Carrier-Status in den betroffenen Familien, in den Schulen sowie bei der Ausbildung des medizinischen Personals. Dadurch sollte die Geburt von Kindern mit Thalassämie verhindert werden. Diese Entwicklung wurde als „Prävention" verstanden. Deutliche präventive Effekte zeigten sich ab ca. 1980, als die Kombination von PND und nachfolgendem Schwangerschaftsabbruch zunehmend verfügbar war und in Anspruch genommen wurden.

Im Jahr 1981 wurde das Thalassämie-Zentrum in Nikosia eröffnet. Die Kosten übernahm die orthodoxe Kirche Zyperns. In dieses Zentrum wurde die Thalassämie-Abteilung des Krankenhauses von Nikosia verlegt. Der erste Leiter war bis 1989 der Kinderarzt Dr. Hadjiminas. Das Zentrum gliedert sich in zwei Abteilungen: Die erste Abteilung umfasst die Verwaltung, die Abteilung für Prävention, die Abteilung für Genetik und ein auf hohem technischem Niveau ausgestattetes Labor. Die zweite Abteilung ist für die Therapie der Kranken zuständig. Das Thalassämie-Zentrum in der Hauptstadt Zyperns ist bis heute auch der Verwaltungssitz des „Programms zur Bekämpfung der Thalassämie auf Zypern" [Hadjiminas 2004].

Heute gibt es im südlichen Teil Zyperns in allen vier Städten – Larnaka, Limassol, Phafos und der Hauptstadt Nikosia – öffentliche Krankenhäuser mit Thalassämie-Abteilungen. Im östlichen Teil der Republik Zypern ist die Klinik in Paralimni für Thalassämie zuständig. Zu diesen öffentlichen Diensten hat jeder Betroffene oder Interessierte schnellen und niederschwelligen Zugang [Hadjiminas 2004].

Die Behandlung der Thalassämiker auf Zypern stellt gemeinsam mit den präventiven Maßnahmen zur Verhinderung der Geburt von weiteren Erkrankten das Hauptziel und den Kern des zypriotischen „Programms" dar. Unter Präventionsmaßnahmen werden die Aufklärung der Bevölkerung, die Untersuchung zur Identifikation des genetischen Status, die voreheliche Bescheinigung, die genetische Aufklärung und Beratung für betroffene

Paare mit Kinderwunsch und die PND verstanden. Ziel ist, die Zyprioten über ihren gesundheitlichen Zustand, ihre familiären Risiken und die Alternativen zur Erfüllung ihres Familien- bzw. Kinderwunsches zu informieren und dadurch mittelbar auf verantwortungsvolle, individuelle Entscheidungen über die eigene Reproduktion hinzuwirken.

Das Angebot zur Aufklärung wurde mittels Broschüren und Dokumentationen im Fernsehen bekannt gemacht. Die Ärzte und das für Thalassämie zuständige Personal informierten die Patienten und ihre Familien über die Krankheit und organisierten in den Schulen Informationsveranstaltungen zu diesem Thema [Kalokairinou 2007]. Kinderärzte und Gynäkologen trugen in den ersten Jahren des Programms, bevor die verpflichtende Untersuchung zur Identifikation des genetischen Status durchgesetzt wurde, wesentlich zur Informationsweitergabe bei. Sie empfahlen Schwangeren, die als Carrier bekannt waren, den genetischen Status des Partners untersuchen zu lassen. Risiko-Paaren wurde die Bedeutung der PND erläutert und zu einer solchen Untersuchung geraten. Das zypriotische Gesundheitsministerium wurde über die Problematik und das Programm informiert und um fachliche und finanzielle Unterstützung gebeten [Hadjiminas 2004]. In den ersten Jahren des Programms war das zypriotische Rote Kreuz besonders aktiv und trug dazu bei, dass jeder Blutspender über die Krankheit Thalassämie und die erforderlichen Therapien und das Thalassämie-Programm aufgeklärt wurde. 1977 startete eine Kampagne für freiwillige Blutspenden. Durch diese Kampagne konnte die Anzahl der Blutspender von sechs auf 50 % der Bevölkerung erhöht werden [Kalokairinou 2007].

Als Vorsorgemaßnahme wurde im Jahr 1977 parallel zur bereits angebotenen genetischen Aufklärung die PND eingeführt. In den ersten fünf Jahren wurden alle Risiko-Paare für die Untersuchungen nach England, Griechenland oder Israel überwiesen. Die Kosten übernahm der Staat Zypern. Erst ab 1981 konnte die PND auch auf Zypern durchgeführt werden. Methodisch bedingt wurde die Untersuchung zunächst zwischen der 14. und 16. Schwangerschaftswoche (SSW) durchgeführt und konnte seit 1989 mit anderer Technik zwischen der achten und zehnten SSW angeboten werden. Seit 1998 wird auf Zypern darüber hinaus auch die Präimplantationsdiagnostik (PID) angeboten.

Vor allem die Einführung der PND führte zur Reduktion der Geburt von kranken Kindern. In den 1970er Jahren begegnete die Bevölkerung der vorehelichen genetischen Beratung und Carrier-Testung mit Zurückhaltung. Es wurde befürchtet, dass sich die Ehe-Aussichten der Getesteten verschlechterten. Da das Risiko also häufig nicht bekannt war, machten Ärzte in den ersten Jahren die Erfahrung, dass es einem Teil der Bevölkerung leichter fiel, einen Schwangerschaftsabbruch nach PND durchzuführen als vor der Familienplanung den Carrier-Status ermitteln zu lassen. PND und Schwangerschaftsabbruch erfolgten teilweise auf Wunsch der Schwangeren ohne Wissen ihres Mannes [vgl. Cowan 2009, S. 99].

Die aktuellen Entwicklungen von nicht-invasiven pränatalen Diagnostikverfahren (NIPD) verschärfen die Problematik, da nicht immer adäquate Beratung damit verbunden ist und weltweit Regeln zum Umgang mit NIPD fehlen [Allyse et al. 2015]. In einer Studie konnte nachgewiesen werden, dass auch die Thalassämie prinzipiell mit Hilfe von NIPD nachgewiesen werden kann [Papasavva et al. 2013]. Gemeinsam mit Betroffenen wurden Regeln für NIPD zum Nachweis von monogenetischen Erkrankungen erarbeitet und vorgeschlagen, die vor allem eine Balance der Interessen von Vater, Mutter und Kind wahren sollen [Skirton et al. 2015].

Ab 1983 wurde in Zypern dann die Untersuchung des genetischen Status beider Partner als obligatorisch vor der Eheschließung eingeführt. Heute muss sich jedes Paar vor der kirchlichen Trauung untersuchen lassen und erhält die genetische Information bzw. eine Aufklärung über den Carrier-Status und die damit verbundenen Risiken, sowie Informationen über die Alternativen und Möglichkeiten der Reproduktion. Alle Einwohner Zyperns sind dazu verpflichtet, bevor sie kirchlich heiraten können. Die Kosten werden aber vollständig vom Staat übernommen. Eine standesamtliche Trauung setzt diese Untersuchung nicht voraus. Die Betroffenen erhalten eine Bescheinigung darüber, dass sie untersucht und über den Befund aufgeklärt worden sind. Das Ergebnis selbst wird auf der Bescheinigung nicht bekannt gegeben. Vor der kirchlichen Trauung wird nur gefragt, ob die Beteiligten untersucht und aufgeklärt sind, nicht aber nach den Ergebnissen der Untersuchung [Ioannou 1999]. Die Untersuchungen werden in den Thalassämie-Abteilungen aller öffentlichen Krankenhäuser durchgeführt, aber nur das Thalassämie-Zentrum in Nikosia darf anschließend die Bescheinigung ausstellen [Hadjiminas 2004]. Der verpflichtende Nachweis einer genetischen Untersuchung und Beratung wurde von der zypriotischen Kirche zur Prävention der Krankheit eingebracht, nicht vom Staat [Cowan 2009]. Das Recht auf Selbstbestimmung der Zyprioten scheint dadurch nicht beeinträchtigt zu werden, da eine standesamtliche Hochzeit auch ohne

Bescheinigung möglich ist. Die Ergebnisse der Pflichtuntersuchung werden nur den Betroffenen mitgeteilt.

Der Erhalt der Autonomie setzt jedoch voraus, dass die Bürgerinnen und Bürger Zyperns frei sind, zwischen einer standesamtlichen und kirchlichen Hochzeit zu wählen. Wie frei aber kann eine solche Entscheidung in einem Land sein, in dem die Mehrheit der Einwohner gläubig ist? Das Christentum ist auf Zypern die am weitesten verbreitete Religion. Die große Mehrheit der Bevölkerung Zyperns gehört der griechisch-orthodoxen Kirche an und führt ein religiös geprägtes Leben. Durch die kirchliche Trauung wird ein Paar gesegnet. Dies hat aus religiösen und traditionellen Gründen eine große Bedeutung für alle Christen auf Zypern. Nur eine Minderheit der Zyprioten hängt diesen Traditionen nicht an, weil sie entweder einer anderen oder keiner Religionsgemeinschaft angehört oder einen nicht-zypriotischen bzw. nicht-christlichen Partner hat. Diese Gruppe bevorzugt die standesamtliche Trauung. Zwar können alle Paare auf die kirchliche Eheschließung und somit auf die Untersuchung ihres genetischen Status verzichten, allerdings kommt dies für die große Mehrheit der Bevölkerung aus weltanschaulichen Gründen nicht in Betracht. Daher stellt die genetische Untersuchung für diese Gruppe de facto einen Pflichttest dar.

Das Programm zur Bekämpfung der Thalassämie wird in der wissenschaftlichen Literatur als „effective“ [Ioannou 1999, Cao 2002] bzw. als erfolgreich bewertet, weil es unter anderem zu einer deutlichen Reduktion der Zahl neu geborener kranker Kinder geführt und in der Bevölkerung ein starkes Interesse an der Prävention von Thalassämie geweckt hat [Saxena und Phadke 2002]. Die Geburt kranker Kinder wurde im Jahr 1976 auf 37 % der erwarteten Anzahl gesenkt, und bis 1988 war die Prävention zu 100 % erfolgreich. Heute werden – wie auch in der vorliegenden Studie gezeigt – wieder kranke Kinder geboren, allerdings nicht aufgrund eines Versagens des Thalassämie-Programms, sondern auf individuellen Wunsch einzelner Eltern, entweder ganz auf Tests zu verzichten oder ein Kind trotz nachgewiesener Thalassämie auszutragen.

Hadjiminas führt den Erfolg dieses Programms auf folgende Parameter und Aspekte zurück [Hadjiminas 2004]:

a. Zypern ist eine kleine Insel, deshalb kann die Bevölkerung auf einfachem Wege vollständig angesprochen und informiert werden.
b. Der durchschnittliche Bildungsgrad in der Bevölkerung ist hoch.

c. Die Krankenhäuser und beteiligten Organisationen sind für alle Einwohner gut zugänglich.
d. Die PND wurde als Untersuchungstechnik eingeführt und wird von den Zyprioten überwiegend akzeptiert.
e. Zyprioten nehmen in der Regel Empfehlungen für eine Verbesserung ihrer Gesundheit an und beteiligen sich an Gesundheitsprogrammen.
f. Schüler werden im Rahmen von Schulprogrammen untersucht.
g. Die Bereitschaft zur Mitwirkung und die aktive Beteiligung der Gynäkologen an dem Programm sind hoch.
h. Die „voreheliche Bescheinigung" wurde erfolgreich eingeführt.

Für den nördlichen Teil Zyperns wird ebenfalls von einem erfolgreichen Thalassämie-Screening-Programm berichtet. Die hohe Inzidenz der Erkrankung auf der Insel war der entscheidende Grund, im Jahr 1980 einen verpflichtenden genetischen Test vor der Ehe einzuführen [Bozkurt 2007]. Hier ist der Staat – und nicht die Kirche, wie im südlichen Teil Zyperns – für die Einhaltung der Testpflicht verantwortlich [Cowan 2009]. Die PND wurde erst im Jahr 1984 eingeführt [Bozkurt 2007]. Eine Studie von Bozkurt aus dem Jahr 2006 ergab, dass sich als Folge des Programms die Behandlung von Thalassämikern langfristig deutlich verbessert hatte: 38 % der türkisch-zypriotischen Thalassämiker waren verheiratet und hatten eigene Kinder. Auch die Lebenserwartung war gestiegen: 66 % der Betroffenen waren älter als 25 Jahre. Der Erfolg des Programmes zeigt sich auch dadurch, dass seit 2001 im nördlichen Teil Zyperns keine an Thalassämie erkrankten Kinder mehr zur Welt kamen [Bozkurt 2007].

Mittlerweile leistet der Staat Zypern bzw. die „Organisation zur Bekämpfung der Thalassämie auf Zypern" die gesamte Finanzierung des Programms. Außerdem steht Kindern, die aufgrund einer informierten Entscheidung ihrer Eltern krank geboren werden, die Möglichkeit einer Knochenmarktransplantation in Italien zur Verfügung, falls ein passender Spender vorhanden ist. Auch die Kosten dieser Behandlung werden vom Staat übernommen [Hadjiminas 2004].

1986 wurde eine regionale Arbeitsgruppe der WHO für die Kontrolle von Hämoglobinopathien in Europa und den Mittelmeerländern gegründet. Die Gruppe wurde von Modell und Tsiantis geleitet. Bei einem Treffen von WHO und TIF (Thalassaemia International Federation) im April 1993 auf Zypern wurden die Erfahrungen aller regionalen Gruppen weltweit zusammengetragen. Es wurde berichtet, dass die Prävention von Hämoglobinopathien vielfach erfolgreich umgesetzt werden konnte. Dazu trugen laut WHO vor allem das umfassende Vorgehen mit einem optimierten Therapieangebot, die Einführung der PND, das Angebot eines Carrier-Screenings mit genetischer Beratung und die weitreichende Information der Bevölkerung bei. Eine weitere Zusammenarbeit von WHO, TIF und den betroffenen Ländern wurde empfohlen [Angastiniotis et al. 1995].

Die WHO nutzt seither in Zusammenarbeit mit nationalen Gesundheitseinrichtungen die Erfahrungen u.a. aus Zypern, um weltweit Programme zur Prävention und Kontrolle von Hämoglobinopathien zu etablieren [Cao und Kan 2013]. Viele Staaten der EU sind jedoch bis heute nicht angemessen auf die medizinischen und ethischen Herausforderungen der sich durch Migration verbreitenden Thalassämie vorbereitet [Aguilar Martinez et al. 2014].

2 Methoden und Studiendesign

2.1 Qualitative Analyse

Für die vorliegende Studie wurde ein qualitatives Forschungsdesign gewählt. Qualitative Studien werden unter anderem in der Soziologie, Psychologie, Literaturwissenschaft und in den Wirtschaftswissenschaften eingesetzt.

> „Ausgehend von alltäglichen Sinndeutungen und Handlungen wird in der qualitativen Forschung [...] Erkenntnis von Neuem bzw. eine Überarbeitung, Erweiterung und Modifikation des bekannten Wissens bzw. Vorwissens angestrebt" [Steinke 1999, S. 36].

„Qualitative Forschung hat den Anspruch, Lebenswelten ‚von innen heraus' aus der Sicht der handelnden Menschen zu beschreiben" [Flick et al. 2000, S. 14]. Die Menschen der zu untersuchenden Gruppe werden dadurch zu einem personifizierten „Forschungsgegenstand". Sie werden „in ihrer natürlichen, alltäglichen Umgebung statt im Labor untersucht" [Mayring 2002, S. 19]. Qualitative Forschung ist also „an der Subjektperspektive, an den Sinndeutungen des Befragten interessiert" [Diekmann 2007]. Sie entwickelt anhand der Erlebniswelt der Probanden Hypothesen und daraus abgeleitete Theorien. Forschung wird als Kommunikationsprozess verstanden, in dem Forscher und Beforschte miteinander interagieren. Die Durchführung wird so flexibel gestaltet, dass Tempo und Richtung des Interviews vom jeweiligen Interviewpartner mitbestimmt werden.

Die Offenheit und die Reflexivität des Forschers sollen im Vergleich zu quantitativen Analysemethoden das Verstehen von komplexen Zusammenhängen ermöglichen. Fremdes wird als Quelle für Erkenntnisse wahrgenommen und analysiert. Die Hypothesengenerierung und -formulierung führt dann zu einer Theoriebildung, die als Ergebnis das Ziel der Auswertung darstellt. Die Datenerhebung erfolgt in dieser Studie durch ein Leitfaden-Interview, also eine halbstrukturierte Interviewform. Dadurch wird einerseits die Vergleichbarkeit der Interviews erhalten, aber den Teilnehmenden gleichzeitig Raum gelassen, ihre Gedanken und Erfahrungen frei einzubringen. Die Auswertung wird gemäß der Qualitativen Inhaltsanalyse nach Mayring vorgenommen [Mayring 2000].

Das Ziel dieser Studie besteht darin, die Lebens- und Sozialsituation sowie die moralischen Einstellungen von heterozygoten Anlageträgern für die Krankheit Thalassämie auf Zypern besser kennenzulernen und eine Analyse der Reproduktionsentscheidungen innerhalb dieser Gruppe vorzunehmen. Dabei bietet Zypern eine weltweit einzigartige Situation, da es seit 1983 ein obligatorisches Heterozygoten-Screening für Paare vor der Eheschließung (vgl. Kap. 1.3) gibt. Die Studie analysiert also innerhalb eines klar abgegrenzten Untersuchungsbereichs eine Problematik, die in der Humangenetik insgesamt eine große und in Zukunft vermutlich noch wachsende Bedeutung hat: die ethische Bewertung von verpflichtenden Gentests. Die Besonderheit der Studie liegt darin, dass die Vor- und Nachteile solcher Tests aus Sicht von Betroffenen erfasst werden. Die Ergebnisse können für die Bewertung der zukünftigen Entwicklung des Carrier-Screenings bei anderen Erkrankungen genutzt werden.

2.2 Leitfadeninterview

Als Grundlage für die Entwicklung der Leitfadeninterviews dienten neben einer Rezeption der publizierten wissenschaftlichen Arbeiten über verschiedene genetische Screening-Programme eine kritische Analyse sowohl der ethischen Aspekte von Gentests als auch des historischen Verlaufs des „Programms zur Bekämpfung der Thalassämie auf Zypern". Es wurden zwei Leitfadeninterviews erstellt: eines für Paare bestehend aus zwei Carriern (siehe Anhang 7.3) und eines für Paare, bei denen ein Carrier mit einem Thalassämiker verheiratet ist (siehe Anhang 7.4).

Ein Leitfadeninterview ist ein teilstrukturiertes Gespräch, das aus vorbereiteten und vorformulierten Fragen besteht. Die Fragen sollen im Rahmen des Interviews abgearbeitet werden. Deren Reihenfolge kann währenddessen geändert bzw. durch zusätzliche Fragen ergänzt werden. Es handelt sich um einen Gesprächsleitfaden, der den Befragten die Möglichkeit bietet, frei über bestimmte Themen zu sprechen [Hopf 2000]. Die Antworten stellen dann die zu analysierenden Daten dar. Leitfadeninterviews werden entweder von dem Interviewer durch schriftliche Notizen oder durch eine Tonbandaufzeichnung protokolliert und anschließend transkribiert [Schnell et al. 2005, Bortz und Döring 2006].

Die Leitfadeninterviews der vorliegenden Studie sollten den Teilnehmern die Möglichkeit bieten, zum einen ihre Meinung und Einstellung zum zypriotischen Programm offenzulegen und zum anderen die eigenen Erfahrungen im Umgang mit genetischen Erkrankungen und genetischen Tests auszudrücken.

Angestrebt wurden Antworten zu bestimmten Themenfeldern, wie z.B. zu der Veränderung von Reproduktionsentscheidungen nach Bekanntwerden des genetischen Status beider Partner, der Entscheidungsfreiheit bei der Familienplanung bzw. dem Einfluss des genetischen Status auf die Partnerschaft, Erfahrungen von Diskriminierung in der Bevölkerung als Ergebnis der Gentests sowie den Konsequenzen solcher Untersuchungen für die Familien der Betroffenen. Außerdem wurde die Zufriedenheit der Interviewpartner in Bezug auf die angebotenen Leistungen des Programms durch gezielte Fragen ermittelt.

Der erste Fragenkatalog enthält die Fragen für Carrier (heterozygote Anlageträger), die mit einem anderen Carrier verheiratet sind, und die deshalb ein an Thalassämie erkranktes Kind bekommen können (siehe Anhang 7.3). Das Interview besteht aus 14 Fragen. Der Fragenkatalog des zweiten Leitfadeninterviews ist auf Thalassämiekranke (homozygote Anlageträger) zugeschnitten, die mit einem Carrier verheiratet sind, und die deshalb mit noch höherer Wahrscheinlichkeit ein krankes Kind bekomme können. Dieser Fragenkatalog besteht aus zwölf Fragen (siehe Anhang 7.4).

Die meisten Fragen enthalten wiederum mehrere Unterfragen. Der Fragenkatalog für Gruppe 1, heterozygote Anlageträger, beginnt mit dem Themenfeld der Vorerfahrungen in der eigenen Familie. War bei anderen Familienmitgliedern eine Thalassämie aufgetreten, oder waren bereits andere Carrier bekannt? Diese Fragen beziehen sich auf den Zeitraum, bevor das interviewte Paar untersucht und über den eigenen genetischen Status informiert wurde. Bei der zweiten Frage lag der Schwerpunkt darauf, wie und wann die Betroffenen ihren Carrier-Status erfahren haben und wie sie aufgeklärt wurden. Der Fragenkatalog für Gruppe 2 (Thalassämiker, die mit Carriern verheiratet sind) beginnt mit drei Fragen zu den Erfahrungen und Erlebnissen der Betroffenen mit ihrer Krankheit. Mit diesen Fragen sollen die Erfahrungen der Interviewten mit dem Carrier-Status und der Krankheit selbst überprüft werden, um zu klären, inwieweit bezüglich dieser Thematik in den vergangenen Jahren auf Zypern Probleme wahrgenommen wurden.

Bei allen befragten Paaren ist mindestens ein Partner heterozygoter Anlageträger, also Carrier für Thalassämie. Sowohl die Carrier der Gruppe 1 als auch die Thalassämiker der Gruppe 2 sollen ihre Erfahrungen mitteilen und bewerten, wie und wann sie erfahren haben, dass der eigene Partner Carrier ist, ob und wie sie daraufhin aufgeklärt wurden, und welchen Einfluss die Ergebnisse dieser Tests auf die Partnerschaft und den Kinderwunsch hatten.

In Gruppe 1 folgen daraufhin die zwei Fragen, ob die Betroffenen ihre Familien und ihre soziale Umgebung über ihren Carrier-Status informiert haben, und welche Gründe sie dazu bewogen haben. Mit diesen Fragen soll festgestellt werden, ob die Carrier Angst vor Diskriminierung bzw. Bedenken über die Beeinträchtigung ihres Wohlbefindens in der Gesellschaft aufgrund ihres genetischen Status hatten. Den Homozygoten wurde diese Frage nicht gestellt, da in deren Familien und sozialem Umfeld bereits eine intensive Auseinandersetzung mit der Erkrankung und dem Carrier-Status stattgefunden haben dürfte, so dass die Einschätzung einer möglichen Diskriminierung unabhängig von der Tatsache ist, dass der Partner ebenfalls als Carrier getestet wurde.

Die nächsten drei gemeinsamen Fragen der Gruppen 1 und 2 beziehen sich auf Pläne und Entscheidungen in Bezug auf den eigenen Kinderwunsch sowie auf den Verlauf von Schwangerschaften. Die Teilnehmer dieser Studie sollten berichten, ob sie ihren Kinderwunsch frei erfüllen konnten, oder ob sie zu bestimmten Entscheidungen – wie Verzicht auf leibliche Kinder, PID, PND oder Schwangerschaftsabbrüchen – gedrängt worden sind. Die Reaktionen ihres sozialen Umfelds bei der Bekanntgabe einer Schwangerschaft waren ebenfalls ein relevanter Aspekt im Interview. Diese Fragen sollen Hinweise auf eine eventuelle Diskriminierung in der Gesellschaft, die Entscheidungsfreiheit der Zyprioten bezüglich ihrer Reproduktionswünsche sowie die Auswirkungen des Screening-Programms auf die Betroffenen geben. Die Frage in der Gruppe 1, ob die Carrier sich „anders" fühlen, sollte ebenso über eine mögliche Diskriminierung der Carrier Auskunft geben.

Die letzten fünf Fragen lauten wiederum für beide Gruppen gleich: Die Paare sollen berichten, ob sie ihre Kinder über die Möglichkeit, Carrier zu sein, aufklären, oder ob sie sie schon untersucht und informiert haben. Anschließend sollen sie sich dazu äußern, ob sie sich ggf. für ein krankes Kind entscheiden würden. Auch wird gefragt, wie sie über die Tatsache einer genetischen Pflichtuntersuchung denken und welche Meinung sie sich zum „Programm zur Bekämpfung der Thalassämie auf Zypern" gebildet haben.

Nach Erstellung der beiden Fragenkataloge wurden Pretests durchgeführt. Bei dem ersten hat die Interviewerin einen Medizinethiker aus dem Institut für Geschichte, Ethik und Philosophie der Medizin der Medizinischen Hochschule Hannover (MHH) befragt. Der zweite Pretest wurde mit einem betroffenen Paar auf Zypern durchgeführt, beide Partner waren Carrier. Die Ergebnisse wurden nicht in die Auswertung der Studie einbezogen. Die wichtigsten Kriterien für die Auswertung der Pretests waren die Verständlichkeit der gestellten Fragen, und ob sich aus der Fragestellung eine Beeinflussung oder emotionale Beeinträchtigung der Teilnehmer während des Interviews ergab. Die geeignete Anordnung der Fragen sowie die Dauer der Befragung waren ebenso wichtige Ergebnisse der Pretests [vgl. Schnell et al. 2005]. Bei der niedrigen zu erwartenden Teilnehmerzahl sollten missverständliche oder fehlerhafte Fragen und eventuelle Beeinflussungen und ein daraus resultierendes Ausscheiden von Teilnehmern so gering wie möglich gehalten werden. Geringe Verständnisprobleme bei einigen Fragen im Pretest führten zu sprachlichen Änderungen dieser Fragen. Ein zweiter Pretest auf Verständlichkeit und Befragungsdauer wurde mit einem nicht betroffenen Paar (keine Carrier für Thalassämie) auf Zypern in der Landessprache durchgeführt. Weitere Änderungen waren nicht mehr erforderlich.

2.3 Durchführung der Studie

Nach der Vorbereitungszeit von ca. acht Monaten und der Entwicklung der zwei Leitfadeninterviews, des Informationsblattes und der Einwilligungserklärung sowie der Anzeige für die zypriotischen Zeitungen wurde im April 2006 das gesamte Studienprotokoll der Ethikkommission der MHH zur Begutachtung vorgelegt und unter der Antragsnummer 4212 bewilligt. Auf Zypern gab es zum Zeitpunkt der Studie keine Ethikkommission für klinische Studien.

Im Informationsblatt (siehe Anhang 7.6) werden die Teilnehmer über die Studie, Studienziele und Kriterien der Teilnahme in Kenntnis gesetzt. Es wird geschildert, dass es sich um ein Interview von ca. einer Stunde Dauer handle, das auf Tonband aufgezeichnet werde. Anschließend finde eine anonyme Auswertung statt. Weitere Untersuchungen seien nicht vorgesehen. Risiken oder Belastungen über das Interview hinaus seien für die Probanden ebenso wenig zu erwarten wie ein direkter Nutzen. Die potenziellen Teilnehmer werden darauf hingewiesen, dass sie das Interview jederzeit, auch während des bereits laufenden Interviews, ohne Angabe von Gründen abbrechen könnten. Für sie entstünden daraus keinerlei Nachteile. Ansprechpartnerin sei die Doktorandin, deren Kontaktdaten im Informationsblatt angegeben werden. Falls der potenzielle Interviewpartner keine weiteren Fragen zur Studie habe und er mit dieser einverstanden sei, solle er die Einwilligungserklärung unterschreiben. Er erhalte sowohl ein Exemplar der Studieninformation als auch der Einwilligung zur eigenen Dokumentation. Nur unter Einhaltung dieser Voraussetzungen dürfe das Interview stattfinden.

Nach der Genehmigung der Studie durch die Ethikkommission der MHH wurde über eine Anzeige in drei zypriotischen Zeitungen (siehe Anhang 7.5) im Frühjahr 2006 und unter Zuhilfenahme der Internationalen Organisation für Thalassämiker (TIF) auf Zypern Kontakt zu Carriern für Thalassämie aufgenommen. Als Einschlusskriterien für die Paare wurden definiert: Entweder beide Partner sind Carrier oder ein/e Thalassämiker/in ist mit einem Carrier verheiratet (siehe die deutsche Übersetzung im Anhang 7.3 und 7.4). Relevant waren nur Paare, die nach 1983 geheiratet hatten. Paare, die sich davor für ihren Partner und für eine Familiengründung entschieden hatten, konnten zwar ebenfalls vom Programm zur Bekämpfung der Thalassämie profitieren, waren aber nicht zu einer genetischen Untersuchung verpflichtet.

Den Kontakt mit der die Studie durchführenden Doktorandin konnten interessierte Paare nur durch Eigeninitiative herstellen. Zunächst diente dieser Kontakt dazu, weitere Informationen über die Studie auszutauschen. Wenn das Interesse des betroffenen Paares weiterhin bestand und die Einschlusskriterien erfüllt waren, wurde ein persönlicher Termin vereinbart. Die Interviewpartner wurden also nicht direkt angesprochen und die Auswahl dadurch beeinflusst.

Neben den Zeitungsanzeigen und der Internationalen Organisation für Thalassämiker auf Zypern wurden die zypriotischen Organisationen gegen Thalassämie in Larnaka und Limmasol über die Studie informiert. Über diese Organisationen wurden allerdings nur Thalassämiker oder Eltern von kranken Kindern erreicht. Vier Paare, die sich für kranke Kinder entschieden hatten und zwei weitere, bei denen einer der Partner an Thalassämie litt, erfuhren über die Mitgliedschaft in den genannten Organisationen von der Studie und stellten sich als Interviewpartner zur Verfügung. Acht Carrier-Paare mit gesunden Kindern meldeten sich über die Zeitungsanzeigen. Alle kontaktierten die Doktorandin und vereinbarten einen ersten Gesprächstermin auf Zypern. Nachdem alle Termine mit den interessierten Betroffenen feststanden, fanden die Interviews in insgesamt zwei Wochen im Mai und Juni 2006 Interviews auf Zypern statt. Die Teilnehmer kamen mehrheitlich aus verschiedenen Städten Zyperns und teilweise aus der ländlichen Provinz.

Die Interviews fanden in allen Fällen auf persönlichen Wunsch der Teilnehmenden in deren Wohnung bzw. Haus statt. Die Interviewerin stellte sich kurz vor, und es fand eine Verständigung über den formalen Rahmen der Studie und des Interviews statt. Dabei erhielten und lasen die Teilnehmer das Informationsblatt und die Einwilligungserklärung und konnten bei Bedarf Rückfragen stellen. Anschließend gaben sie in allen Fällen ihre informierte Zustimmung und unterschrieben den Einwilligungsbogen. Den Teilnehmern wurden absprachegemäß Kopien der beiden Dokumente zur Verfügung gestellt. Wenn keine weiteren Fragen bestanden, wurde das Aufzeichnungsgerät aktiviert und das Interview begann. Die Interviews wurden in der Regel mit beiden Partnern gemeinsam geführt Um die Ansichten beider Partner zu berücksichtigen, wurden die Fragen in den meisten Fällen von den Ehepartnern nacheinander beantwortet. Die Interviews wurden in zypriotischem Griechisch geführt. Die Interviewdauer betrug zwischen 30 und 70 Minuten.

Organisation und Durchführung der Interviews verliefen ausnahmslos ohne Störungen oder Komplikationen. Alle Teilnehmer waren sehr freundlich und zeigten große Bereitschaft, an einer Studie teilzunehmen, deren Ergebnisse ihrer Einschätzung nach Verbesserungsvorschläge für das Gesundheitsprogramm Zyperns bieten könnten. Obwohl alle Beteiligten berufstätig waren, nahmen sie sich für die Befragung ausreichend Zeit, teilweise sogar am Wochenende.

2.4 Auswertung der Interviews

Nach Abschluss aller Interviews fand in Deutschland die Transkription nach Transkriptionsregeln auf Griechisch statt. Die Transkriptionsregeln (siehe 2.5) wurden entwickelt, um den Prozess des Schreibens zu systematisieren, die Anonymität der Befragten zu schützen und die Nachvollziehbarkeit des Transkriptionsvorgangs zu ermöglichen. Die Regeln wurden während der Transkription überarbeitet und den Bedürfnissen der Studie angepasst. Die Transkription begann im Sommer 2006 und dauerte sechs Monate. Zugang zu den Informationen bzw. den Interviews hatten nur die an der Studie beteiligten Wissenschaftler. Die Interviews wurden von 1 bis 14 durchnummeriert, beginnend mit den Carrier-Paaren mit gesunden Kindern, gefolgt von denjenigen, die sich als Carrier für mindestens ein krankes Kind entschieden haben und zum Schluss mit den beiden Carriern mit einem kranken Partner. Alle Namen wurden zum Schutz der Anonymität durch Initialen ersetzt.

Als Auswertungsmethoden für Interviews bieten sich u.a. die vier folgenden an: 1) Die objektive Hermeneutik, 2) die strukturelle Beschreibung, 3) die qualitative Inhaltsanalyse nach Mayring und 4) die strukturale Rekonstruktion nach Bude [Lamnek 2005]. In dieser Studie wurde die qualitative Inhaltsanalyse nach Mayring als Methode zur Interpretation der Leitfadeninterviews ausgewählt, da sie für eine einzelne auswertende Person im Rahmen einer Dissertation praktikabel war, und dennoch relevante und valide Ergebnisse bezüglich der Fragestellung erwarten ließ. Die Transkriptionsregeln, die Auswertungsschritte und alle Ergebnisse wurden dann intensiv mit den Betreuern der Arbeit diskutiert.

Bei einem Leitfadeninterview erhalten alle Teilnehmer die gleichen Fragen. Falls sie offen bzw. halb-standardisiert gestellt werden, können allerdings die Antworten, je nach Einstellungen und Erfahrungen der Befragten, unterschiedliches Material anbieten. Daher muss dieses Material zunächst theorie- und regelgeleitet bearbeitet werden, um es für mögliche Ergebnisse bezüglich der Fragestellung filtern zu können.

Die qualitative Inhaltsanalyse nach Mayring kann auf Material aus einer beliebigen Art von Kommunikation angewendet werden – im Falle der vorliegenden Studie mit Interviews. Die Fragestellung soll sich aus der Zielsetzung der Studie ergeben und entsprechend bearbeitet werden. Das Material soll in Form von Protokollen festgehalten werden, so dass durch systematisches Vorgehen und explizite Regeln Schlussfolgerungen gezogen werden können. Jeder Analyseschritt und jede Entscheidung im Auswertungsprozess soll auf einer begründeten und überprüfbaren Regel basieren. Die Aussagen in dem zu analysierenden Material sollen Rückschlüsse auf bestimmte für den Wissenschaftler relevante Themen ermöglichen. Diese Systematisierung soll jedem an der Studie Interessierten ermöglichen, die Ergebnisse zu überprüfen und nachzuvollziehen [Mayring 2000].

Christel Hopf charakterisiert die Qualitative Sozialforschung durch deren

> „Interesse an der Analyse von Deutung, Wahrnehmung und komplexen Deutungssystemen [sowie durch ein] Interesse an der Analyse von in sich strukturierten sozialen Gebilden und das Interesse an einer möglichst umfassenden Analyse der Handlungskontexte von Individuen" [Hopf 1979, zitiert nach Mayring 2000, S. 30].

Im Fall der vorliegenden Studie wird also das soziale Gebilde der Medizin untersucht und eine Analyse der Informations- und Entscheidungsprozesse sowie der Einstellungen von Betroffenen nach Carrier-Screening vorgenommen.

Im Zentrum der Qualitativen Inhaltsanalyse steht die Entwicklung eines Kategoriensystems:

> „Diese Kategorien werden in einem Wechselverhältnis zwischen der Theorie (der Fragenstellung) und dem konkreten Material entwickelt, durch Konstruktions- und Zuordnungsregeln definiert und während der Analyse überarbeitet und rücküberprüft" [Mayring 2000, S. 53].

Die Kategorien strukturieren das inhaltliche Material und geben dadurch die Struktur für die herzuleitenden Ergebnisse vor.

Die auf die beschriebene Weise strukturierten Inhalte müssen anschließend interpretiert werden [Lamnek 2005]. Dazu gibt es in der Qualitativen Inhaltsanalyse drei Grundformen: 1) die Zusammenfassung, 2) die Explikation und 3) die Strukturierung:

1) Bei der Zusammenfassung wird das Material so weit reduziert, dass nur der wesentliche Inhalt bestehen bleibt, der das Ergebnis repräsentiert. Irrelevante oder kontingente Details werden herausgenommen, und die Größe des auszuwertenden Materials wird ohne Verlust bedeutsamer Inhalte reduziert.

2) Bei der Explikation wird an Textstellen, deren Bedeutung unklar ist, zusätzliches Material hinzugezogen, so dass eine Auswertung und inhaltliche Festlegung möglich werden. Dabei wird zwischen einer engen und einer weiten Kontextanalyse unterschieden. Bei der engen Kontextanalyse wird das Material immanent, also aus sich selbst heraus, erklärt, bei der weiten Kontextanalyse interpretiert der Wissenschaftler anhand von zusätzlichen Informationen, die nicht aus dem Interview selbst stammen.

3) Bei der anschließenden Strukturierung wird das Ziel verfolgt,

> „bestimmte Aspekte aus dem Material herauszufiltern, unter vorher festgelegten Ordnungskriterien einen Querschnitt durch das Material zu legen oder das Material aufgrund bestimmter Kriterien einzuschätzen. [...] Nach formalen Strukturie-

> rungsgesichtspunkten kann eine innere Struktur herausgefiltert werden (formale Strukturierung); es kann Material zu bestimmten Inhaltsbereichen extrahiert und zusammengefasst werden (inhaltliche Strukturierung); man kann auf einer Typisierungsdimension nach einzelnen markanten Ausprägungen im Material suchen und diese genauer beschreiben (typisierende Strukturierung); schließlich kann das Material nach Dimensionen in Skalaform eingeschätzt werden (skalierende Strukturierung)“ [Mayring 2000, S. 58-59].

In der vorliegenden Studie erfolgt die Auswertung gemäß folgenden von Mayring entwickelten Analysemethoden: Die Explikation wird verwendet, um den Einfluss der orthodoxen Kirche auf das Leben der Zyprioten zu interpretieren (siehe z.B. 3.6.5 und 4.6). Zur Auswertung der Aussagen zu einer möglichen Einschränkung individueller Freiheiten wird eine skalierende Strukturierung verwendet. Die unterschiedlichen Ausprägungen werden in der Ergebnisdarstellung als „Grad 0“ bis „Grad 2“ bezeichnet (siehe 3.3).

Die am häufigsten angewandte Methode ist die zusammenfassende Inhaltsanalyse und anschließende formale und inhaltliche Strukturierung: Zunächst wird eine Analyseeinheit (Auswertungskategorie) bestimmt. In einer Tabelle wird dann das zu analysierende Material paraphrasiert und generalisiert, sodass schließlich eine Reduktion durch Selektion, durch Streichen bedeutungsgleicher Stellen und durch Bündelung stattfinden kann. Das Kategoriensystem wird mit dem Ausgangsmaterial überprüft und bei Bedarf so geändert, dass alle wichtigen Aussagen einbezogen sind und erhalten bleiben. Anschließend werden Typen von gleichartigen Antworten identifiziert und die einzelnen Antworten den so gebildeten Gruppen zugeordnet. Daher wird in der Ergebnisdarstellung pro Kategorie auf unterschiedliche Gruppen verwiesen (z.B. Gruppen A bis C in 3.2, Gruppen A bis D in 3.6). Bereits an dieser Stelle sei darauf hingewiesen, dass gleichlautende Gruppenbezeichnungen (z.B. Gruppen A, B, C) in unterschiedlichen Kategorien verwendet werden, ohne dass eine feste Beziehung zwischen den gleichnamigen Gruppen der verschiedenen Kategorien besteht. Insbesondere ist dies nicht als feste Zuteilung bestimmter Interview-Paare zu den Gruppen A, B oder C misszuverstehen.

Folgende Kategorien wurden für die Ergebnisse der vorliegenden Studie herausgearbeitet (diese Übersicht entspricht der Gliederung in Unterkapitel (3.1 bis 3.6) im Ergebnisteil):

- Information und Aufklärung
- Konsequenzen innerhalb der Familie
- Entscheidungsfreiheit
- Einfluss auf die Partnerschaft
- Reproduktion
    1. Einstellungen bezogen auf Reproduktion vor Eintritt einer Schwangerschaft
    2. Schwangerschaftsverlauf
    3. Motive und Gründe für die Entscheidungen im Verlauf der Schwangerschaften
- Diskriminierung

2.5 Transkriptionsregeln

- Der Interviewer wird mit „I" abgekürzt. Der männliche Teilnehmer wird mit „M" und der weibliche Teilnehmer mit „F" bezeichnet. Die Teilnehmer sind wie in 2.4 dargestellt nach Paaren nummeriert (M5 = Mann des Paares 5).
- Die Transkription ist wörtlich und vollständig.
- Allerdings steht der Inhalt im Vordergrund; „äh" und ähnliche Fülllaute werden weggelassen. Dialektfärbungen werden vernachlässigt.
- Bei Pause, Stockungen usw. wird ein Gedankenstrich verwendet, bei längeren Pausen stehen entsprechend mehrere Gedankenstriche: ein Strich [-] = kurze Pause, zwei Striche [--] = mittellange Pause, drei Striche [---] = lange Pause. Wenn der Grund der Pause ersichtlich ist, wird dies in eckigen Klammern angegeben (z.B.: [Telefon klingelt]).
- Auffälligkeiten wie z.B. Lachen oder Betonungen sind in eckigen Klammern angegeben.
- Nonverbale Merkmale, die zum inhaltlichen Verständnis wichtig sind, werden ebenso in eckigen Klammern angegeben (z.B. mit dem Kopf nicken = [zustimmend]).
- Die Angabe „..." am Ende eines Satzes weist auf einen unvollständigen Satz hin.
- Wenn zwei Teilnehmer gleichzeitig sprechen, wird dies wie folgt angegeben:
  M: Satz 1...
  F: ... Ergänzung ...
  M: ... Ende Satz 1.

3 Ergebnisse

Tabelle 2: Biographische Angaben der 14 befragten Paare

Paar	Genetischer Status Mann	Genetischer Status Frau	Bildungs-niveau*	Kinder				Schwanger-schafts-abbrüche	Eltern: Alters-gruppe	Kinder: Alters-gruppe	verheiratet seit
				Anzahl	gesund	Carrier	krank				
1	Carrier	Carrier	mittel	0	0	0	0	0	30-40	---	2006
2	Carrier	Carrier	mittel	2	1-2	0-1	0	2	40-50	10-19	1984
3	Carrier	Carrier	gehoben	1	1	0	0	0	F: 40-50 M: 50-60	10-19	1986
4	Carrier	Carrier	gehoben	0	0	0	0	1**	20-30	---	2004
5	Carrier	Carrier	niedrig	2	1	1	0	2	40-50	10-19	1986
6	Carrier	Carrier	gehoben	2	0	2	0	0	40-50	10-19	1986
7	Carrier	Carrier	gehoben	2	1	1	0	1***	40-50	10-19	1986
8	Carrier	Carrier	niedrig	3	1	2	0	2	40-50	2: 10-19 1: >20	1983
9	Carrier	Carrier	niedrig	2	0	1	1	1	30-40	1: 0-4 1: 5-9	1994
10	Carrier	Carrier	gehoben	1	0	0	1	0	30-40	0-4	2001
11	Carrier	Carrier	niedrig	3	0	2	1	0	40-50	10-19	1986
12	Carrier	Carrier	mittel	2	0	1	1	1	40-50	1: 0-4 1: 10-19	1992
13	Carrier	Thalassämikerin	gehoben	1	0	1	0	0	30-40	5-9	1998
14	Thalassämiker	Carrier	niedrig	0	0	0	0	0	20-30	---	1998

* Gehoben: beide Partner haben einen Universitätsabschluss; mittel: ein Partner hat einen Universitätsabschluss, der andere evtl. eine Ausbildung, oder beide Partner haben eine Ausbildung abgeschlossen, und sie sind sozial gebildet; niedrig: keine Ausbildung bzw. Universitätsabschlüsse beiderseits.

** Schwangerschaftsabbruch wegen eines medizinischen Syndroms.

*** Schwangerschaftsabbruch wegen Komplikationen während der Schwangerschaft.

Die Tabelle stellt biographische Angaben aller befragten 14 Paare zusammen. Die Interviewpartner wurden von 1 bis 14 durchnummeriert, beginnend mit den Carrier-Paaren mit gesunden Kindern, gefolgt von denjenigen, die sich als Carrier für mindestens ein krankes Kind entschieden haben. Am Schluss stehen die beiden Paare mit einem Carrier und einem kranken Partner. Alle haben nach 1983 geheiratet, und nur drei der Paare hatten zum Befragungszeitpunkt noch keine Kinder. Dargestellt sind der genetische Status und das Alter der Paare, das Heiratsjahr, Angaben zu Schwangerschaften und Geburten, Alter und Erkrankung der Kinder sowie das Bildungsniveau der Eltern.

3.1 Information und Aufklärung

Allen Paaren Zyperns muss ihr genetischer Status bezüglich der Thalassämie bekannt sein, bevor sie kirchlich heiraten können. Dazu müssen sie allgemeine Informationen über die Erkrankung erhalten, sich genetisch untersuchen und beraten lassen. In diesem Auswertungsteil soll dargestellt werden, inwieweit die Probanden mit der Beratung nach der genetischen Untersuchung zufrieden waren. Zwei unterschiedliche Typen von Antwortenden lassen sich differenzieren. Die Mehrheit der Teilnehmer wird in der *Gruppe A* zusammengefasst. Sie waren insgesamt mit dem Inhalt, dem Zeitpunkt und dem Charakter der Beratung zufrieden. *Gruppe B* sind alle Interviewten zugeordnet, die beschrieben, dass sie nicht ausreichend bzw. nicht verständlich informiert wurden, und die deswegen insgesamt unzufrieden mit der Beratung waren.

3.1.1 Gruppe A: Zufriedenheit mit der Beratung

Zeitpunkt und Situation der Aufklärung: Die Mehrheit der Teilnehmer war mit dem Zeitpunkt der Beratung in hohem Maße zufrieden, weil Beratung und Untersuchung vor der Eheschließung oder spätestens während der ersten Schwangerschaft stattgefunden hatten. So konnten sie ihren genetischen Status bei ihren Entscheidungen zur Heirat und Familiengründung einbeziehen. Die meisten hatten die Chance, ihre Partnerwahl zu überdenken und bewerteten dies positiv.

Ein Paar (P 9) berichtete, dass sie vor der Eheschließung bei Bekanntgabe ihres genetischen Status zwar allgemein aufgeklärt wurden, aber zusätzliche krankheitsbezogene Informationen und eine spezifische Beratung erst nach der Geburt ihres kranken (zweiten) Kindes erhalten hatten. Dies Kind stammte aus der dritten Schwangerschaft, das erste Kind war gesund. Bei einer zweiten Schwangerschaft ließ F 9 aufgrund des familiären Drucks das ungeborene Kind abtreiben. Für eine weitere Schwangerschaft entschied sie sich nur unter der Bedingung, dass keine PND und genetische Untersuchungen stattfänden, da ein erneuter Schwangerschaftsabbruch für sie bei der dritten Schwangerschaft nicht in Frage komme. Das Kind kam krank zur Welt. Eine frühzeitige Diagnosestellung ermöglichte es aber, dem Kind sofort die richtige Therapie zukommen zu lassen. Insgesamt war P 9 dennoch mit Zeitpunkt und Umfang der Beratung zufrieden.

Zusätzliche Beratungen während der Schwangerschaft waren nicht aus Sicht jedes Paares ein relevantes Kriterium für eine umfassende Aufklärung. Einige Paare (P 4, P 9, P 10 und P 13) fühlten sich ausreichend vor der Eheschließung informiert und hielten eine erneute aktuelle und situationsbezogene Aufklärung während der Schwangerschaft nicht für notwendig.

Ein Teilnehmer (M 7) hatte sich anlässlich eines im Rahmen des Programms gegen die Thalassämie angebotenen Tests in einer zypriotischen Schulen untersuchen lassen. Er wurde über seinen genetischen Status aufgeklärt und war mit der Beratung sehr zufrieden. Er berichtete: „Die Informationen waren für mein damaliges Alter vollkommen ausreichend" (M 7, S. 1, Z. 31).

F 3 hatte ein krankes Familienmitglied. Daher hatte sie sich freiwillig in der Jugendzeit untersuchen lassen und bekam dabei ausführliche Informationen. Als sie und ihr Partner erfuhren, dass sie beide Carrier waren, erhielten sie keine weitere Aufklärung über die Konsequenzen ihres genetischen Status. Trotzdem war diese Teilnehmerin zufrieden und begründete dies folgendermaßen:

> „Wir haben den Ärzten gesagt, dass wir beide Carrier sind und dass wir schon wegen meiner kranken Cousine sehr gut über unseren genetischen Status informiert waren. Deswegen gab es keinen Grund, dass sie uns noch einmal darüber aufklären" (F 3, S. 3, Z. 1-5).

P 4 gab an, dass sie vor der kirchlichen Hochzeit ausführlich aufgeklärt worden seien. Die Frau F 4 hatte sich freiwillig in ihrer Jugendzeit in einem privaten Labor untersuchen lassen und so von ihrem Carrier-Status erfahren. Sie wurde zu dem Zeitpunkt nicht über die Bedeutung des Testergebnisses aufgeklärt. (Die Untersuchungen und Aufklärungen im Rahmen des Programms zur Bekämpfung der Thalassämie auf Zypern werden in öffentlichen Krankenhäusern durchgeführt, die Kosten werden für alle Zyprioten vom Staat vollständig übernommen. Private Labore, die diese spezielle Blutuntersuchung gegen private Bezahlung anbieten, sind anders als die staatlichen Einrichtungen nicht verpflichtet, eine genetische Beratung vor oder nach dem Test anzubieten.

Inhalte der Aufklärung: Für die meisten Paare waren die Aufklärung über ihren genetischen Status und damit verbundene Informationen zur Reproduktion am wichtigsten. Dies wäre das Einzige, was sie in diesem Moment beschäftigte. Die prozentuale Angabe der Wahrscheinlichkeit, ein krankes bzw. gesundes Kind zu bekommen, stellte für alle Beteiligten die relevanteste Information dar. Die Möglichkeit einer PND bot nach Aussagen der Befragten vielen Schwangeren eine Sicherheit, gewissermaßen als eine Art Schutz vor Überraschungen.

Die beiden Carrier, die mit Thalassämie-Kranken verheiratet sind (P 13 und P 14), erhielten eine weitergehende Aufklärung zu ihrer besonderen Situation. Dabei wurden sie insbesondere auf die mit 50 % höhere Wahrscheinlichkeit für ein erkranktes Kind hingewiesen.

Bei der Beratung wurden auch die Konsequenzen von der Geburt eines kranken Kindes erörtert. Ferner wurde auf das eingriffsspezifische Risiko der PND hingewiesen, dass sowohl bei einer Amniozentese als auch einer Chorionzottenbiopsie die Gefahr bestehe, den Fötus zu schädigen und eine Fehlgeburt auszulösen. Eine künstliche Befruchtung mit PID als Alternative zur natürlichen Konzeption bei den bestehenden Erkrankungsrisiken wurde erst in den letzten Jahren aufgezeigt, als die PID auf Zypern möglich war.

Nur eine Betroffene (F 7) von Gruppe A und B gab an, dass sie auch über „Vorteile" ihres Carrier-Status informiert wurde. Die Teilnehmerin lebte zum Zeitpunkt ihrer genetischen Untersuchung in England und wurde dort von Spezialisten aufgeklärt. Dabei wurde der im Gegensatz zu Nicht-Carriern bestehende Schutz gegenüber einer Infektion mit Malaria erläutert. Auf Zypern wurde darüber kein Beteiligter dieser Studie informiert. Auch ein laut Studien reduziertes Risiko für eine Koronare Herzerkrankung wurde nicht angesprochen.

Charakter der Aufklärung: Die als ausführlich und hilfreich wahrgenommene Beratung stellte alle Teilnehmer der Gruppe A zufrieden. Eine betroffene Person (F 2) begründete ihre Meinung wie folgt: „Der Arzt, der uns informiert hat, hat jede Frage, auch diejenigen, die dumm waren, beantwortet" (F 2, S. 2, Z. 45-46). Ihr Mann ergänzte: „Die Informationen waren für diese Zeit, die 80er Jahre, sehr befriedigend" (M 2, S. 2, Z. 44).

Objektive und vollständige Informationen waren ein wichtiges Kriterium für die Zufriedenheit mit der Beratung. „Genau das, worüber wir informiert wurden, haben wir im Laufe unseres Lebens bewältigen müssen" (M 14, S. 3, Z. 24-25), berichtete der Thalassämiker (M 14) im Rahmen der Befragung. Der Carrier M 1 war ebenfalls zufrieden und berichtete:

> „Ich bin mir nicht sicher, ob es an der Art der Beratung oder an dem Berater selbst lag, aber ich hatte danach nicht den Eindruck, dass mein Leben dadurch stark beeinflusst würde" (M 1, S. 1, Z. 43- 45).

Neben einer vollständigen Vermittlung der für das weitere Leben als betroffenes Paar relevanten Informationen hielten alle Befragten die Verständlichkeit dieser Informationen für sehr wichtig.

3.1.2 Gruppe B: Unzufriedenheit mit der Aufklärung

Zeitpunkt und Situation der Aufklärung: Bei der Befragung zeigten sich einige Paare (P 5, P 8, P 11) und ein weiterer Teilnehmer (M 6) mit der Beratung insgesamt unzufrieden. Als Gründe nannten sie eine nicht erfolgte Aufklärung bzw. eine zum falschen Zeitpunkt sowie eine Unverständlichkeit und Unvollständigkeit der erhaltenen Informationen. Beim Programm zur Bekämpfung der Thalassämie auf Zypern werden die angehenden Eheleute üblicherweise vor der Eheschließung bei der Bekanntgabe ihres genetischen Status über die Erkrankung, die Bedeutung für sie selbst und die Risiken für ihre Nachkommen beraten. Eine weitere Aufklärung kann während der Schwangerschaft erfolgen.

Die Paare P 5 und P 8 gaben an, dass sie zum Zeitpunkt der Aufklärung sehr jung waren und deshalb das Problem und seine Bedeutung nicht erfassen konnten. M 5 berichtete: „Wir wurden nicht ausführlich informiert. Damals waren solche Informationen für uns sowieso nicht wichtig" (M 5, S. 1, Z. 45). Seine Frau ergänzte dazu: „Wir waren auch jung" (F 5, S. 1, Z. 46).

Die Teilnehmerin F 8 sei vor ihrer Heirat und während der ersten Schwangerschaft gar nicht beraten worden. Das Paar P 11 war unzufrieden, weil es nur während der Schwangerschaft informiert wurde.

Inhalte der Aufklärung: Einige Befragte der Gruppe gaben an, dass die erhaltenen Informationen über Genetik, Risiken und Gefahren unzureichend waren und nicht ihren Erwartungen entsprachen.

Das Paar P 6 wurde über die genetischen Risiken für das Kind und die Gefahr einer Schädigung des Fötus durch eine PND aufgeklärt. Sie empfanden die Informationen jedoch als nicht detailliert genug und unzureichend, um eine autonome Entscheidung treffen zu können.

Eine Schwangere (F 8) wurde informiert, dass durch die Amniozentese ihr Leben in Gefahr sei. Daher haben sie für sich zu diesem Zeitpunkt einen Schwangerschaftsabbruch als mögliche Handlungsalternative erwogen.

Charakter der Aufklärung: Ein Paar (P 8) war besonders mit der Unvollständigkeit der Informationen unzufrieden. Sie hätten keine Auskunft über die Reihenfolge der erforderlichen Untersuchungen erhalten. Sie wurden zwar allgemein über mögliche Diagnostik informiert, aber erst anlässlich ihrer zweiten Schwangerschaft. F 8 erzählte:

> „Wir waren nicht auf das vorbereitet, was auf uns zukommen würde. Bei meiner ersten Schwangerschaft wusste ich im fünften Schwangerschaftsmonat nicht, wo und wie ich die PND machen sollte. Nur bei meiner zweiten wurde ich von Dr. A[...] gut aufgeklärt" (F 8, S. 1, Z. 22-25).

Dieses Paar berichtete auch, dass sie anfangs den Umfang der Problematik gar nicht erkannt hatten und nicht verstanden, worum es bei Thalassämie ging.

Eine Ausnahme innerhalb dieser Studie bildete P 6. Es war das einzige Paar, bei dem die beiden Partner unterschiedlicher Meinung über die Information und Aufklärung waren. F 6 war mit den erhaltenen Informationen sehr zufrieden und wurde somit in die Gruppe A eingestuft. Ihr Mann betrachtete die Beratung als unzureichend. Er erklärte:

> „Einige Informationen waren nicht ausführlich. [--] Wir standen vor einigen Schwierigkeiten und wir dachten: ‚Warum haben sie uns eigentlich nicht über solche Themen genügend informiert?' [--] Die Beratung war nicht ausführlich. Oder als wir die PND im Krankenhaus machen wollten, haben wir in diesem Moment da gewartet ohne zu wissen, wann genau alles stattfinden soll. Ich denke, wir waren zu 80 % informiert, nicht zu 100 %" (M 6, S. 2, Z. 5-9).

3.1.3 Bewertung und Reflexion

Dieser Abschnitt zeigt, dass die Mehrheit der Interviewten mit dem Umfang der Beratung und Aufklärung über ihren genetischen Status und die daraus resultierenden Handlungsalternativen zufrieden war. Vor allem eine Hoffnung machende, optimistische Darstellung der Problematik und der Optionen wurde als besonders hilfreich und unterstützend wahrgenommen.

Es gibt Hinweise, dass der Zeitpunkt der genetischen Pflichtuntersuchung, nämlich kurz vor der geplanten Hochzeit, als nicht angemessen bewertet wird (Konsequenzen dieser These werden in 4.5 diskutiert). Die Partner haben sich bereits füreinander entschieden, und die Tatsache, dass eine für die Familienplanung möglicherweise sehr wichtige Information zu ihrem Carrier-Status erst kurz vor der geplanten Hochzeit bekannt wird, lässt eine Änderung der Lebenspläne praktisch nicht mehr zu. Es wurde deswegen angenommen, dass eine solche Untersuchung zu einem früheren Zeitpunkt, vielleicht sogar in der Adoleszenz, sinnvoller wäre. Allerdings berichtete ein Paar (P 5), dass die Beratung bei ihnen zu einem frühen Zeitpunkt stattgefunden habe, als beide noch sehr jung waren, und dass sie gerade deswegen die Bedeutung der Problematik für sich noch nicht vollständig realisieren konnten. Es stellt sich also die Frage: Wenn der Zeitpunkt, kurz bevor man die Entscheidung für den Partner und eine Familiengründung trifft, nicht richtig für eine solche Information ist, wäre es wirklich sinnvoller, das Programm in einer früheren Lebensphase anzubieten? Da diese Aussage nur von einem einzigen Paar kam, beide Partner ohne Universitätsabschluss, kann daraus nicht abgeleitet werden, dass die Untersuchung zu einem früheren Zeitpunkt für alle Zyprioten falsch sei. Es ist vorstellbar, dass es zu Missverständnissen komme, oder dass die jungen Zyprioten die Problematik nicht in vollem Umfang verstünden, aber sie hätten einen größeren Zeitraum, um sich damit auseinanderzusetzen.

Alle vier Paare, die sich unzufrieden zeigten mit der Beratung und Aufklärung über ihren Carrier-Status, haben zu einem Zeitpunkt geheiratet, als die voreheliche Bescheinigung im Rahmen des Programms zur Bekämpfung der Thalassämie neu eingeführt wurde. P 8 heiratete im Jahr 1983, alle anderen drei Jahre später. Die hier angesprochenen Paare wiesen mit Ausnahme von M 6 ein niedriges intellektuelles Niveau auf. Drei weitere Paare, die im Zeitraum bis 1986 geheiratet hatten, waren mit der Aufklärung zufrieden. Es ist möglich, dass in den Aufbaujahren des Programms Defizite im Bereich der Organisation und der Vermittlung bzw. Aufklärung für alle Zielgruppen vorlagen.

Bemerkenswert ist, dass F 9, die ein krankes Kind bekommen hatte, mit der Beratung und Aufklärung zufrieden war, obwohl sie über die Alternative einer Knochenmarktransplantation zufällig aus den Medien und nicht von ihren Ärzten erfuhr.

Zusammenfassend bestätigen die Ergebnisse, dass eine Aufklärung immer möglichst vollständig und verständlich erfolgen sollte. Dazu gehören auch mögliche Vorteile des Carrier-Status. Bezüglich des Zeitpunkts erfolgte die Aufklärung für einige Paare zu früh, für andere zu spät. Beides kann zu Belastungen führen und sollte deshalb von den aufklärenden Personen im Rahmen der Gespräche berücksichtigt werden.

3.2 Auswirkungen, Reaktionen und Verhalten in den Familien der Partner

In diesem Teil der Auswertung wird dargestellt, wie die Familien der jeweiligen Partner auf die Information des Carrier-Status reagiert haben, und wie sich dies auf die Beziehung auswirkt. In *Gruppe A* gehören die meisten Befragten, deren Familien die Information über den Carrier-Status bzw. die Erkrankung als nicht belastend angaben. Sie zeigten keine besonderen Reaktionen, und versuchten nicht, Einfluss auf die Paare zu nehmen. Sie reagierten neutral. In *Gruppe B* sind diejenigen zusammengefasst, deren Eltern über das Testergebnis besorgt waren. Die Familien waren traurig, aber versuchten nicht, die Beziehung negativ zu beeinflussen. Die Paare, bei denen die Familien nach dem Testergebnis ein offen ablehnendes Verhalten gegenüber dem Partner und der Partnerschaft zeigten, werden in *Gruppe C* beschrieben.

3.2.1 Gruppe A: Keine Belastung für die Familie

Die Familien der meisten Teilnehmer zeigten sich über den genetischen Status ihres Kindes und dem des Partners nicht besorgt. Ob die Familienmitglieder die Mitteilung als Problem empfinden, liegt an der Art und Weise der Präsentation, aber auch an dem Vorwissen und den Vorerfahrungen. M 1 sagte:

„Es ist wahr, dass man sich Mühe gibt, jede Art von Ergebnissen, besonders für wichtige Themen wie dieses der Thalassämie, schöner als sie in Wirklichkeit sind, darzustellen. Die Unkenntnis [zögernd] der Eltern in den vergangenen Jahren hat sie und jeden anderen Menschen dazu gebracht, mit allem was nicht dem ‚Normalen' entspricht, vorsichtig umzugehen. Bei meiner Familie ist keine negative Reaktion vorgekommen. Vielleicht habe ich das der Art meiner Darstellung der Problematik zu verdanken. Hätte ich die Ergebnisse einfach präsentiert, hätten sie wahrscheinlich für negative Reaktion gesorgt. Für jemand in einem anderen Alter und einem anderen intellektuellen Niveau als dein eigenes, wären solche Ergebnisse und ihre Folgen vielleicht schwer zu verstehen. Deswegen versucht man unbewusst, solche negativen Zustände sanfter darzustellen, sodass man eventuellen Sorgen vorbeugen kann" (M 1, S. 3, Z. 29-39).

F 1 sagte:

„Es war für mich, im Vergleich zu meinem Mann, viel einfacher, die Ergebnisse [der Blutuntersuchung] meiner Familie bekanntzugeben. In meiner Familie sind nun noch zwei Carrier verheiratet. Meine Schwester und ihr Mann, die ebenso Carrier sind, haben es vor 15 Jahren, als sie heiraten wollten, erfahren. Meine Familie wusste seitdem, dass ein solches Paar einige Untersuchungen durchführen soll. Das Ergebnis einer PND, bezogen auf Thalassämie, könnte positiv oder negativ sein. Bei meiner Schwester waren die Ergebnisse positiv, und sie haben jetzt eine gesunde Tochter. Wir hoffen, dass wir das gleiche Glück haben werden" (F 1, S. 3, Z. 41-46).

Eine andere Befragte (F 2) berichtete, dass es in der Familie eine Thalassämikerin gab, und dadurch die Nachricht, dass weitere Familienmitglieder Carrier seien, nicht mehr für Panik sorgte. Weitere heterozygot Betroffene wären zu erwarten, und die Neuigkeit war deswegen keine Überraschung. So war auch in einer weiteren Familie, die ebenso von Thalassämie betroffen war und mit „positiven Erlebnissen und Sympathie für die verwandte Thalassämikerin", lebte, die Reaktion unproblematisch. F 3 berichtete: „Es war zu erwarten. Wir waren gar nicht überrascht, dass ich Carrier bin" (F 3, S. 3, Z. 31). Ihre Cousine war an Thalassämie erkrankt, daher waren Carrier in der Familie zu erwarten.

Einige Beteiligte (P 4, F 5 und M 7) berichteten, dass sie keinen Grund zur Aufregung sahen, weil entweder zum Zeitpunkt der Bekanntgabe ihres genetischen Status in der Familie schon Carrier bekannt waren oder bereits bereits zwei heterozygote Partner zusammenlebten. Es gab auch Teilnehmer (M 5, F 7, M 10 und F 11), in deren Familien keine Thalassämiker bzw. Carrier bekannt waren. Trotzdem schienen ihre Eltern über den Carrier-

Status der Kinder bzw. der Partner nicht besorgt, sie hätten bei der Bekanntgabe nicht außergewöhnlich reagiert. Gründe dafür oder weitere Details erläuterten die Interviewten nicht.

Fehlende Vorkenntnisse über die Bedeutung der Krankheit Thalassämie bzw. den Carrier-Status waren jedoch ein wichtiger Grund für „keine unangenehmen Konsequenzen in der Familie“. Für die meisten „war kein Problem da“ oder „es war so, als ob es nicht existierte“. Die Unkenntnis über die Problematik in der Familie sorgte für Ruhe und Akzeptanz der Beziehung. Eine Teilnehmerin (F 8) sagte: „Meine Mutter wusste gar nicht, worum es bei dieser Krankheit geht [-]. Wir auch nicht“ (F 8, S. 2, Z. 13). Ähnlich erzählte M 11:

> „... [Er lachte] ... Die Information, dass wir beide Carrier waren, hat sie nicht beunruhigt. Wir hatten keinen Kranken in der Familie und wir wussten nicht, was diese Krankheit bedeutet oder wie man sie behandelt“ (M 11, S. 3, Z. 10-11).

3.2.2 Gruppe B: Besorgte Reaktionen in der Familie

In diese Gruppe gehört eine Minderheit der Befragten. Völlige Unwissenheit sorgte hier für eher negative Reaktionen und Auswirkungen. Im Gegensatz zur Gruppe A erregte hier die Unverständlichkeit der Situation und der Krankheit Unruhe im Familienkreis. Ein Teilnehmer (M 2) sagte, dass diese Neuigkeit eine Überraschung war, weil seine Familie keine Thalassämie-Vorgeschichte habe. Er berichtete:

> „Meine Familie ist sehr groß. Mein Vater hat acht Geschwister, meine Mutter hatte einen Bruder, aber sehr viele Kinder, und bei keinem ist ein krankes Kind zur Welt gekommen. In jeder Familie gab es nur einen Carrier, [...] deswegen hatten sie noch bis zu meinem Fall keine ähnlichen Erlebnisse gehabt. [...] Es war für sie etwas Unverständliches, dass ich, und zusätzlich die Frau, die ich heiraten wollte, Carrier waren. Und sie haben negativ reagiert“ (M. 2, S. 3, Z. 34-42).

Weiter ergänzte er: „Meine Familie sagte zu mir: ‚Wollt ihr keine Kinder bekommen? Wie wird die Familie weiter existieren?‘ Es war damals die Unwissenheit über das Thema. Heute ist es aber anders“ (M 2, S. 3, Z. 45-46).

M 3 berichtete, dass er nur seinen Bruder informiert hätte, dass er und seine Partnerin Carrier wären. Sein Bruder stellte ihm die Problematik aus seiner Sicht dar und versuchte damit, ihm bei seinen Entscheidungen zu helfen. Der Bruder erklärte M 3, dass sie, wenn er sich für diese Partnerschaft entscheiden sollte, Untersuchungen durchführen lassen könnten, um gesunde Kinder zu bekommen.

Viele Eltern waren besorgt über die Situation, die ihre Kinder bewältigen mussten, und traurig, weil sie nicht helfen konnten. Die Eltern eines Paares hatten Schuldgefühle, weil sie der Meinung waren, dass sie für dieses Dilemma verantwortlich seien. Ihr Kind habe diesen Status geerbt und müsste jetzt mit dieser Problematik leben und kämpfen. M 6 sagte dazu:

> „Meine Mutter war sehr traurig darüber, dass sie Carrier war und ich dadurch auch. Sie fühlte sich wegen meines genetischen Status schuldig. Sie übernahm die Verantwortung dafür, dass ich Carrier bin und sie mir ein Problem weitervererbt hat. Das ist natürlich Unsinn“ (F 6, S. 2, Z. 34-37).

Seine Frau berichtete über ähnliche Erlebnisse mit ihrer eigenen Familie:

> „Meine Familie hat genauso wie die meines Mannes reagiert. Die Eltern haben sich Sorgen gemacht, dass wir damit, dass wir uns für diese Partnerschaft entscheiden wollten, unser Leben erschweren würden. Alle Eltern wünschen sich nur das Beste für ihre Kinder und ein Leben ohne viele Schwierigkeiten. Letztlich wollten sie damit nur unser Bestes“ (F 6, S. 2, Z. 39-41).

F 10 sagte: „Sie waren traurig darüber, dass wir beide Carrier waren, aber [--] sie haben mich nicht entmutigt zu heiraten“ (F 10, S. 2, Z. 1).

Ein Teilnehmer (M 12) berichtete aber auch, dass seine Mutter in Panik geraten sei, als er sie darüber informiert habe, und insbesondere als seine Frau schwanger wurde. „Mein Gott, ihr seid beide Carrier, [-] und wie wird es jetzt weitergehen?“ (M 12, S. 2, Z. 27-28) Er deutete an, dass zypriotische Familien generell sehr über solche Themen besorgt seien. Er erzählte folgendes Beispiel: Bei einer bekannten Familie seien ebenso beide Partner Carrier. Der Vater des betroffenen Mannes sei sehr besorgt, dass die junge Familie ein solches Problem bewältigen müsse. Dieser Interviewte meinte, dass der Vater immer noch sehr unsicher und ängstlich reagiere. Seine Frau (F 12) ergänzte dazu: „Einige Eltern sind sehr besorgt, weil sie selber sehr jung sind. Wenn man als Betroffene älter wird, dann reagiert man auch anders“ (F 12, S. 2, Z. 38-39).

Eine Besonderheit weist die Familiengeschichte von F 12 auf, in deren Familie es eine Thalassämikerin gab. Ihre Eltern haben erst bei der ersten Schwangerschaft erfahren, dass beide Partner Carrier sind. Sie akzeptierten diese Situation und „erwarteten [...] die Ergebnisse der Pränataldiagnostik“

(F 12, S. 2, Z. 43). Erst als die Familie dann erfuhr, dass das Kind tatsächlich krank sein würde, waren sie sehr besorgt und traurig.

Der einzige Carrier (M 13), der mit einer Thalassämikerin verheiratet ist, sagte, dass die einzige Sorge seiner Eltern die Reproduktion sei. Er berichtete zögernd mit wiederholten Pausen:

> „Mein Vater und meine Mutter sind beide Carrier. Dass ich auch Carrier war, sorgte für kein außergewöhnliches Verhalten. Die kleine negative Reaktion, die vorkam, war die wegen der Reproduktion. Auf keinen Fall [...] wegen der Krankheit oder weil sie meine Partnerin war. Ihr eigenes Kind hätte auch krank sein können. Es ist nur wegen des Nachwuchses. Wie meine Frau gesagt hat, wir wussten alle nicht, dass wir zu 50 % die Chance haben, ein gesundes Kind zu bekommen. Wir dachten, dass es nur 25 % wären. Das war auch der Grund ihrer Reaktion. Weil man heiratet, um Kinder zu bekommen“ (M 13, S. 2, Z. 30-36).

Ähnliche Erfahrung hatte eine Carrierin, die einen Thalassämiker heiraten wollte (P 14). Es war für ihre Familie am Anfang ebenso schwer, diese Situation zu akzeptieren, aber ein offen ablehnendes Verhalten gegen die Eheschließung zeigte sich nicht.

Es soll noch einmal betont werden, dass in diese Gruppe nur Paare mit Familienmitgliedern gehören, die trotz ihrer Sorge und Traurigkeit ihre Kinder nicht entmutigt haben, mit dem Partner zusammenzubleiben und mit ihm eine Familie zu gründen. Die beobachteten negativen Auswirkungen und Reaktionen lassen sich also zusammenfassen mit Sorgen und Schuldgefühlen.

3.2.3 Gruppe C: Offen ablehnendes Verhalten der Familie

Mit dieser Reaktion mussten sich nur drei Beteiligte (M 8, M 9 und F 9) auseinandersetzen. Die Familien stellten sich aufgrund des Testergebnisses gegen die Beziehung und eine Familiengründung. Sie haben ihre Kinder in ihrer Entscheidung nicht unterstützt und offen ihre Ablehnung gezeigt.

M 8 stammt aus einer Familie, die bis zu dem Zeitpunkt der genetischen Untersuchung keine Erfahrung mit der Krankheit Thalassämie hatte. „Sie haben es nicht akzeptiert, dass wir beide Carrier waren und dass wir heiraten wollten“, sagte er kurz (M 8, S. 2, Z. 9).

Offen ablehnendes Verhalten war auch sehr ausgeprägt in der Familie von P 9. Der männliche Partner hatte einen kranken Onkel mütterlicherseits. Als er die Ergebnisse bekannt gab, reagierte seine Mutter deutlich negativ. „Sie begann zu schreien und sie sagte, dass es nicht geht, und wir sollten die Partnerschaft beenden" (M 9, S. 2, Z. 45). Von der Familie seiner Frau hätten sie ebenfalls keine Unterstützung bekommen. „Sie waren standhaft. Sie wollten nicht, dass wir zusammenkommen, und sie haben meine Entscheidung nicht akzeptiert" (F 9, S. 3, Z. 8). Sie räumte aber ein zu ihrer eigenen Reaktion und der Situation auf Zypern:

> „Wenn meine Kinder mir solche Ergebnisse bekanntgeben würden, würde ich wahrscheinlich ähnlich reagieren [--]. Alle Eltern, würden negativ reagieren. Ich erlebe solches Verhalten auch in meiner restlichen Familie, bei meiner Cousine. Es ist ein riesiges Problem" (F 9, S. 3, Z. 12-14).

In der Familie von F 9 gab es bis zu dem Zeitpunkt ihrer Untersuchung weder Erkrankte noch bekannte Carrier.

Hier muss bemerkt werden, dass nur Paare in die Studie aufgenommen wurden, die die Ablehnung durch die Familie letztlich ignoriert und ihre Entscheidung, zu heiraten, durchgesetzt haben.

Zypern ist eine kleine Insel, auf der die Familie bei Entscheidungsprozessen eine sehr große Rolle spielt. Die Zyprioten halten, innerhalb ihrer Grenzen, zusammen, und die Eltern haben bei Entscheidungen über Familiengründung und Reproduktion nach wie vor einen großen Einfluss.

Die hier dargestellten Ergebnisse lassen vermuten, dass sich einige Paare auf Zypern auch trennen könnten, wenn ihre Familien nicht einverstanden mit ihrer Partnerwahl wären. Aufgrund des Studiendesigns, das nur Paare und keine Einzelpersonen einschließt, wurden solche Personen jedoch nicht interviewt.

3.2.4 Bewertung und Reflexion

Die Bedeutung eines Problems und dessen Interpretation liegt auf der einen Seite am sozialen Status und Bildungsgrad einer Familie, auf der anderen Seite am Grad der Aufgeklärtheit und Informiertheit über das Thema Thalassämie. Vor allem Unkenntnis sorgte in dieser Studie entweder für positive oder negative Reaktionen der Eltern auf den genetischen Status ihrer Kinder und deren Partner. Einige Teilnehmer sagten, dass ihre Familien „neutral" reagiert hätten, weil sie darüber informiert waren, dass ein solches Paar eine PND durchführen könnte und im Falle einer Erkrankung des ungeborenen Kindes immer noch die Chance hätten, darüber nachzudenken und Entscheidungen zu treffen, um eine gesunde Familie bekommen zu können.

Bei anderen Paaren, bei denen die Eltern ihrerseits über die Krankheit informiert waren, weil es entweder in der Familie noch mehr Carrier bzw. Thalassämiker gab, oder weil sie sich selber mit der Krankheit auseinandergesetzt haben, zeigten die Eltern ebenfalls keine besonderen Reaktionen. Eine Ausnahme hierzu bildeten die Eltern von M 9, die vor den Vorerfahrungen mit einem Thalassämiker in der Familie die Partnerschaft von M 9 ablehnten. Bei allen anderen Beteiligten, die eine negative Reaktion der Familie erlebten, gab es bis zum Zeitpunkt der Pflichtuntersuchung keine Erfahrung mit dieser Krankheit. Sie waren stärker besorgt und traurig über diese Information.

Die Religionszugehörigkeit hat offensichtlich auf die Probleme einen großen Einfluss. Auf Zypern sind ca. 80 % der Bevölkerung orthodoxe Christen, die meisten sind sehr gläubig. Von der Kirche wird ein Schwangerschaftsabbruch nicht akzeptiert. Es ist gemäß dogmatischer Lehre eine Sünde, etwas Schlechtes, und wird deshalb stark kritisiert. Einige Eltern sind über Thalassämie informiert sind und kennen Risiken und Alternativen, wie PND und eine mögliche Abtreibung für den Fall eines erkrankten Fötus. Trotzdem sind sie gegen eine solche Partnerschaft bzw. Ehe, weil sie mit einem möglichen Schwangerschaftsabbruch nicht einverstanden wären. Einige wollen so gemäß ihrer Glaubensvorstellungen und Werte leben.

Es gibt auch viele Eltern, die die Entscheidung ihrer Kinder respektieren und keinen Einfluss auf deren Entscheidungen nehmen. Dabei ist oft das Alter des Paares entscheidend. Paare, die sehr jung sind und keine Erfahrungen mit schwierigen Lebenssituationen haben, werden stärker beeinflusst als andere. Die Eltern wollen ihre Kinder beschützen, weil sie der Meinung sind, dass ihre Kinder selber nicht die Verantwortung tragen können.

In den 1980er Jahren haben sich die Zyprioten in jüngerem Alter als heute für die Ehe entschieden. Die Mehrheit der Interviewten hat in diesem Zeitintervall geheiratet. Die Paare, die in den letzten Jahren geheiratet haben, wie z.B. Paar 1, 4 und 10 aus dieser Studie, haben von ihren Familien kein ablehnendes Verhalten auf Partnerschaft und Reproduktion erfahren. Die Partner waren jeweils über 25 Jahre alt, als sie beide ihren Carrier-Status erfahren haben.

Es zeigt sich bei den Paaren, die zu Beginn des Programms zur Bekämpfung der Thalassämie auf Zypern bzw. erst später geheiratet haben, eine relative Abweichung im Verhalten der Familie und der sozialen Umgebung der Beteiligten: Nach den türkischen Invasion auf Zypern veränderte sich das Leben dramatisch, weil viele ums Überleben kämpfen mussten. Seitdem wurden große Fortschritte gemacht, und entsprechend weisen die jüngeren Generationen erhebliche Unterschiede im Vergleich zu den älteren auf. Ältere Zyprioten sprechen vom größten Fortschritt bzw. der größten Änderung des letzten Jahrhunderts. Viele Erwachsene konnten zwar ihren sozialen Status verbessern, aber sie behalten immer noch einige ihrer traditionellen Ideen und Überzeugungen. Alle Eltern mit offen ablehnendem Verhalten kommen aus der älteren Generation und gehören zu einer Gruppe, die über keinen Universitätsabschluss verfügt.

Zusammenfassend zeigen die Interviews, dass die Pflichtuntersuchung auf einen Carrier-Status erhebliche familiäre Reaktionen und Auswirkungen verursachen kann.

3.3 Entscheidungsfreiheit

In dieser Kategorie wird untersucht, inwieweit sich die befragten Paare in ihrer Entscheidungsfreiheit bezüglich Familiengründung und Kinderwunsch eingeschränkt fühlten. Die *erste Gruppe (Grad 0)* fasst diejenigen Probanden zusammen, deren Freiheit in keiner Weise beeinflusst wurde. Dies gilt für die Mehrheit der Interviewten. Sie sprachen sich alle für solche Pflichtuntersuchungen aus. Zur *zweiten Gruppe (Grad 1)* gehören diejenigen, die sich in ihren Einstellungen und Gedanken beeinflusst fühlen. Entweder spürten sie einen indirekten Druck, oder sie betrachteten ihre Entscheidungsfreiheit als eingeschränkt. Die beiden Teilnehmer dieser Gruppe befürworteten die Untersuchungen trotzdem. In *Gruppe drei (Grad 2)* sind vier Befragte vertreten, die sich in ihren Entscheidungen direkt beeinflusst und sich deswegen nicht frei fühlen.

3.3.1 Grad 0: Vollständige Freiheit

Die Mehrheit der Befragten (19 von 28 Beteiligten) fühlte sich in ihrer Entscheidung in Bezug auf Familiengründung und Kinderwunsch in keiner Weise eingeschränkt. Sie sagten, dass die Pflichtuntersuchung vor der Eheschließung, im Rahmen des Programms zur Bekämpfung der Thalassämie auf Zypern, ihre Freiheit in keiner Hinsicht eingeschränkt habe. Von jedem Paar gehörte mindestens ein Interviewter in diese Gruppe. Nur Paar 8 gab eine andere Einstellung an und wurde Grad 2 zugeordnet. Beide fühlten sich in ihrer Freiheit, sich für oder gegen eine PND und einen Schwangerschaftsabbruch zu entscheiden, beim ersten Kind eingeschränkt.

Ein junger Mann (M 1) bemerkte, dass man durch die Pflichtuntersuchung vieles über die eigene genetische Situation und über Möglichkeiten für den weiteren Lebensablauf erfährt. So begründete er seine Zustimmung für solche Untersuchungen. Er war der Meinung, dass das Ergebnis gar nicht wichtig sei. Es gehe nur um Information und den Anreiz, den diese Ergebnisse schaffen, sich persönlich mit der Problematik Thalassämie auseinanderzusetzen und dadurch wichtige Entscheidungen rechtzeitig zu treffen.

Seine Frau war der Meinung, dass einige Zyprioten sehr früh heiraten. Zu diesem Zeitpunkt sei man nicht reif genug, um die Bedeutung der Problematik erfassen zu können, und so würde der Staat die Krankheit und die Folgen der Thalassämie auch nicht unter Kontrolle bringen können: „... Wir sind eine Bevölkerung, die alles auf den letzten Drücker erledigt ...“ (F 1, S. 5, Z. 11-12), und sagte über ihre eigene Situation:

> „Wenn uns diese Informationen nicht bekannt wären, würden wir bei einer Schwangerschaft vor Überraschungen stehen. Jetzt weiß ich aber, was auf mich zukommt; ich kenne meine Möglichkeiten [...], und das ist definitiv positiv“ (F 1, S. 5, Z. 14-16).

So war auch die Meinung eines weiteren Interviewten (M 6):

> „Dieser Schritt [die Untersuchung machen zu müssen] ist positiv. Wenn man nicht Bescheid weiß, kann man auch nicht entscheiden. Wenn man einige Untersuchungen gemacht hat [...], ist man auf der sicheren Seite. Man kann frei für oder gegen etwas entscheiden. Wenn man nicht von seinem genetischen Status und dem des Partners erfahren hat, wird man am Ende überrascht [...], und es kann auch viele soziale Probleme zur Folge haben“ (M 6, S. 4, Z. 37-45).

Seine Frau (F 6) sagte:

> „Weil das Problem Thalassämie auf Zypern schon weit verbreitet ist, sollte die Regierung intensivere Maßnahmen durchsetzen, um es beherrschen zu können. Ich bin nicht der Meinung, dass diese Entscheidung falsch ist, weil die Zyprioten nicht begreifen können, wie wichtig eigentlich das Problem ist, und sie können es des-

wegen auch nicht selbständig beseitigen. Diese Pflichtuntersuchung sollte durchgesetzt werden, um die Anzahl der Thalassämiker-Neugeburten zu reduzieren" (F 6, S. 4., Z. 46-51).

Eine Frau (F 2) begründete ihre Meinung folgendermaßen:

„Ich bin nicht der Meinung, dass das Programm zur Bekämpfung der Thalassämie auf Zypern uns einschränkt bzw. uns zwingt, etwas zu tun. Ich glaube, dass sie [der Staat] uns durch diese Pflichtuntersuchung helfen" (F 2, S. 8, Z. 41-42).

Einige betrachteten diese Untersuchung als eine Chance, ihre Träume zu erfüllen:

„Ich bin dafür! Ich wollte auf keinen Fall ein Kind mit diesem Problem zur Welt bringen. Deswegen betrachte ich die Untersuchung einfach nicht als Zwang, sie beeinflusst nicht mein Privatleben. Sie muss durchgeführt werden, sodass ich mein Kind vor diesem Problem bewahren kann" (M 3, S. 5, Z. 36-39).

Ein anderes Paar (P 5) gibt während des Interviews an, dass es unbedingt nur gesunde Kinder bekommen wolle. Jedoch hätten sie sich ohne eine solche Verpflichtung nicht von sich aus untersuchen lassen, und die Gründung einer gesunden Familie wäre von Glück und Zufall abhängig gewesen.

Acht Befragte (P 3, P 4, M 9, P 12 und M 14) verteidigten die Meinung, dass es besser und sinnvoller sei, mit einem Problem bewusst umzugehen, als es zu ignorieren. Nur so könne man richtige Entscheidungen frühzeitig fällen und „böse Überraschungen" vermeiden, die, bezogen auf einen Kinderwunsch, in der Zukunft vorkommen können. Sie fühlten sich nicht eingeschränkt und waren dafür, dass diese Untersuchung Pflicht bleibt.

Genau dieser Meinung war auch M 7:

„Ich betrachte diese Pflichtuntersuchung als sehr, sehr gut und ich betone das Wort ‚sehr', weil du bewusster mit der Problematik umgehst. Du hast entschieden zu heiraten und dadurch hast du noch eine Chance, vorher über die Partnerschaft nachzudenken" (M 7, S. 5, Z. 11-13).

Ähnlich äußerte M 10, dass man die Gelegenheit habe, vor der Eheschließung die Partnerwahl noch einmal zu überdenken. Er meinte, dass die Untersuchung eigentlich nicht früh genug stattfinden könne.

„Diese Pflichtuntersuchung ist sehr richtig. Und sie sollte sogar noch früher stattfinden. Wir hatten uns untersuchen lassen, ganz kurz vor der Verlobung, und nur aus juristischen Gründen [-]. Es ist gut, früh genug [die Ergebnisse der Untersuchung] zu wissen, sogar bevor man den Partner kennenlernt. Dies kann [bei der Partnersuche] eine Rolle spielen, oder auch nicht“ (M 10, S. 3, Z. 17-20).

Die Mutter eines kranken Jungen (F 11) betonte:

„Es gibt viele unverantwortliche und uninformierte Eltern, die heiraten und Schwangerschaftsabbrüche vornehmen lassen, weil das Kind krank ist und es [der Abbruch] ihnen nichts ausmacht. Man sollte die Ergebnisse kennen, wenn man sich für das Kind entscheidet, um weitergehende Entscheidungen treffen zu können, und man sollte die Verantwortung, bezogen auf die Therapie, übernehmen. Wenn man absolut verantwortungslos ist und man die [kranken] Kinder immer wieder abtreiben lassen will, um irgendwann ein gesundes Kind zu bekommen, finde ich das ebenso falsch. Die Information über den genetischen Status ist das Beste für jede Entscheidung, die man treffen soll“ (F 11, S. 6, Z. 23-29).

Die folgende Äußerung ist eine Kritik an den jungen Paaren Zyperns:

„Meiner Meinung nach müssen so viele Pflichtuntersuchungen wie möglich stattfinden. Es gibt einiges, was die Zukunft bringen kann, was ein junges Paar nicht voraussehen kann […]. Einiges kann man erst mit 30 oder 35 verstehen, nicht im 18. oder 20. Lebensjahr“ (F 13, S. 6., Z. 14-21).

F 13 stimmt den Pflichtuntersuchungen ebenfalls zu.

3.3.2 Grad 1: Indirekte Beeinflussung der Einstellungen und Gedanken

Zwei Teilnehmer, ein Vater von zwei gesunden Kindern (M 2) und die Mutter eines gesunden und eines kranken Kindes (F 9) – und damit die Minderheit der Befragten – fühlten sich indirekt beeinflusst.

M 2 fühlte sich in seinen Entscheidungen bedrängt. Er sagte, dass man mit der stattgefundenen Beratung unbewusst der Meinung und den erhaltenen Ratschlägen folge. Unbewusst gebe es einen gewissen Druck, auch wenn man letztlich die freie Wahl habe. Es sei eine Möglichkeit, diese Problematik zu beherrschen. Er sprach sich dennoch für solche Pflichtuntersuchungen aus und behauptete, dass sie eine Vorbeugungsmaßnahme seien und sie keinen anderen Einfluss haben:

„Irgendwo unbewusst, die Ärzte legen dir vor, dass es nicht richtig ist, ein krankes Kind auf die Welt zu bringen […]. Er weist immer drauf hin, dass du diese Untersuchung machst, um festzustellen, ob dein ungeborenes Kind krank ist. Es hat keinen Sinn, die Untersuchung durchzuführen, wenn du dieses Kind behalten willst. Also ist da unbewusst dieser Druck. […] Aber wir bereuen es nicht. Hätte ich dem

> Arzt gesagt, dass ich dieses Kind zu Welt bringen wollte, die Entscheidung wäre getroffen, er hätte meine Entscheidung einfach akzeptiert" (M 2, S. 5, Z. 29-44).

Diese Aussage weist auf eine nicht-neutrale Beratung und Informationsweitergabe hin.

M 2 fand, dass die Entscheidung nur bei ihm liegen sollte, und dass er sich für oder gegen die PND bzw. den Schwangerschaftsabbruch entscheiden könne. Er erkannte aber an, dass die Pflichtuntersuchung die einzige Möglichkeit für den Staat sei, das Problem der Thalassämie einzudämmen. Dieser Teilnehmer hat zwei gesunde Kinder und kann deswegen eventuelle Folgen einer Entscheidung, die nicht den „Vorstellungen" bzw. „Empfehlungen" der Ärzte entspricht, nur eingeschränkt beurteilen.

F 9 fühlte sich nicht in ihrer Freiheit eingeschränkt, und zwar weder bei der Beratung vor der Eheschließung noch bei dem Verzicht auf eine PND (siehe 3.3.3). Sie hatte sich so auch für ein krankes Kind entschieden, und seitdem spürte sie den Druck und die Diskriminierung. Sie äußerte sich folgendermaßen:

> „... Viele meiner Bekannten [--], als das Kind zur Welt kam, fragten sie mich und ich antwortete, dass es krank ist ... [Schweigen]. Aber ich bin von den Ärzten auch enttäuscht. Als ich mit meinem Kind zum Krankenhaus ging, um einen DNA-Test zu machen, war da eine Krankenschwester, die fragte, warum ich es zur Welt gebracht hätte. Ich habe geantwortet, dass ich es wollte [...], und sie sagte einfach: ‚Weißt du, dass du dafür verantwortlich bist?' Ich sagte: ‚Wir sind nicht für alles verantwortlich.' Ihr Verhalten war mir gegenüber nicht korrekt. Sie hat mich dazu gebracht, dass ich Schuldgefühle wegen meines Kindes bekommen habe, obwohl ich mich schon dafür entschieden hatte. Das Kind ist zur Welt gekommen, sollte ich es umbringen? Aber auch heute, wenn das Kind krank ist und ich zum Arzt muss, sage ich, dass es eine Transplantation hinter sich hat und sie darauf achten müssen. Sie fragen warum, und ich antworte, dass sie Thalassämikerin ist und sie fragen, warum ich keine Pränataldiagnostik durchgeführt habe. Das ist ihre Reaktion. Das stört mich" (F 9, S. 5, Z. 44-50, S. 6, Z. 1-2).

Das zitierte Gespräch deutet an, dass die Freiheit nur dann vorhanden ist, wenn man eine gesunde Familie gründen will. Dieser Fall beschreibt, die Diskriminierung und den sozialen Druck, den die Eltern nach der Entscheidung für ihr krankes Kind ausgesetzt waren. Dieser Druck wird hier von Beschäftigten im Gesundheitssystem ausgeübt. Die drei weiteren Paare mit kranken Kindern in dieser Studie berichteten allerdings über keine derartigen Erlebnisse.

3.3.3 Grad 2: Direkte Beeinflussung der Entscheidungen

Vier Befragte fühlten sich direkt beeinflusst, sie hätten ihre Entscheidungen nicht frei getroffen.

P 8 hatte im Jahr 1983 geheiratet und gehörte zu den ersten Paaren, das im Rahmen dieses Programms untersucht worden ist und die entsprechenden Informationen bekommen hat. Sie waren beide der Meinung, dass sie nicht die Freiheit der Entscheidung hatten. Bei der ersten Schwangerschaft hätten sie quasi eine PND machen müssen, und weil der Fötus nicht gesund war, anschließend auch einen Schwangerschaftsabbruch. „Wir hatten keine Wahl", berichtete der Mann ernst, als er von der Abtreibung sprach. Bei den nächsten Schwangerschaften seien sie informiert worden und hätten ihre Entscheidungen frei getroffen. Trotzdem sind sie beide für die Pflichtuntersuchungen vor der Ehe. In dieser Hinsicht fühlen sie sich nicht in ihrer Freiheit beeinflusst.

Eine Frau (F 10) hat in ihrer einzigen Schwangerschaft freiwillig auf PND verzichtet. Sie hat sich als einzige Person in der ganzen Studie negativ gegenüber der Pflichtuntersuchung vor der Ehe geäußert. Sie sagte:

> „Ich befürworte diese Verpflichtung nicht. Wenn sich jemand untersuchen lassen und erfahren will, was er in sich trägt, kann er das auch machen. Aber sie sollten uns nicht dazu zwingen" (F 10, S. 3, Z. 22-24).

Sie musste weder eine PND noch einen Schwangerschaftsabbruch durchführen. Trotzdem fühlte sich diese Mutter eingeschränkt in ihrer Entscheidungsfreiheit. Die Tatsache, erfahren zu müssen, dass sie Carrier sei, lehnte sie ab. Sie habe kein Recht auf Nicht-Wissen gehabt und das empfinde sie als Einschränkung ihrer Persönlichkeitsrechte.

Ihr Mann (M 10) berichtete, dass ein Schwangerschaftsabbruch gar nicht in Frage käme für sie. Sie wollten die PND nicht durchführen lassen, um das Risiko einer Komplikation durch die PND zu vermeiden. Er fühlte sich im Gegensatz zu seiner Frau dabei jedoch nicht in seiner Entscheidungsfreiheit beeinträchtigt. Er war dankbar über die Möglichkeit, frühzeitig zu erfahren, ob ihr Kind krank sei, sodass sie es sofort nach der Geburt untersuchen ließen. Ohne Beratung stellte er sich folgende Situation vor:

> „Das Kind würde zur Welt kommen, die Symptome der Thalassämie träten auf, und wir würden nicht wissen, worum es geht. Es könnte auch vorkommen, dass wir zum Arzt gehen und er keine Diagnose stellen könnte" (M 10, S. 3, Z. 27-29).

Der Ehemann gehört in die Gruppe, die sich in ihrer Entscheidung frei fühlten.

Eine junge Mutter (F 9) fühlte sich durch familiären Druck zu einem Schwangerschaftsabbruch gezwungen. Sie brachte zuerst einen gesunden Jungen zur Welt. In der zweiten Schwangerschaft ergab die PND, dass das ungeborene Kind an Thalassämie leiden würde. Ihre Familie und ihr Mann hätten sie unter Druck gesetzt und zu einer Abtreibung überredet, sie sei in ihrer Entscheidung nicht frei gewesen. In der folgenden Schwangerschaft habe sie entschieden, dass keine PND stattfinden solle. Sie bekam ein zweites Kind, das an Thalassämie erkrankte. Negative Reaktionen ihrer Familie habe sie nicht nur bei ihrer Schwangerschaft erlebt. Als sie den Eltern vor der Hochzeit erzählte, dass der Partner auch Carrier sei, habe es bereits heftige Diskussionen gegeben.

Diese Beteiligte (F 9) ist identisch mit der in 3.3.2 genannten Person, die zwar einerseits eine Freiheit in der Entscheidung empfand, aber andererseits eine Diskriminierung und negative Einstellung nach ihrer Entscheidung gegen die PND bei der dritten Schwangerschaft und so für ein krankes Kind spürte. In dieser Hinsicht fühlte sie sich nicht frei, sondern in ihren Entscheidungen beeinflusst. Somit wurde F 9 sowohl in Grad 1 als auch 2 eingeordnet.

3.3.4 Bewertung und Reflexion

Die Mehrheit der Befragten behauptete, dass ihre Entscheidungen und ihre Überlegungen nicht von der Pflichtuntersuchung vor der Eheschließung beeinflusst wurden. Der männliche Anteil unterscheidet sich hierbei kaum vom weiblichen Anteil. Diese Gruppe möchte nicht die gesamte Verantwortung für eine eigenständige Entscheidung in dieser Sache übernehmen. Trotz des Zwangs zu Beratung und Untersuchung fühlen sie sich sicherer, die Ergebnisse der Tests zu erhalten und den weiteren Folgen aufgeklärt entgegensehen zu können. Die meisten würden sich aber nicht freiwillig untersuchen lassen.

Es scheint für die Interviewten dieser Gruppe (Grad 0) eine Art Erleichterung zu sein, eine solch wichtige Entscheidung nicht allein treffen zu müssen. Deswegen fühlen sie sich in der Entscheidung frei und wenig belastet von der Verantwortung.

Die Bekanntgabe des genetischen Status und die dabei vermittelten Informationen gaben vielen ein Sicherheitsgefühl. Sie bieten ihnen die Möglichkeit, noch einmal darüber nachzudenken. Sie wurden informiert und konnten deswegen planen und mussten keine „bösen Überraschungen" erleben. Die Gelegenheit, durch eine verpflichtende Untersuchung sicher ihre Zukunft planen zu können, bewerten diese Beteiligten als hinzugewonnenen Freiheitsgrad.

Die weiblichen Betroffenen sind stärker von den Auswirkungen betroffen als die männlichen. Eine Entscheidung für Kinder wird von beiden getroffen, die Last eines Schwangerschaftsabbruches oder einer Entscheidung für ein krankes Kind liegt aber überwiegend auf der Seite der Mutter, da sie es ist, die den Abbruch zulassen oder erleiden muss oder nicht. Einerseits baut eine Mutter in der Schwangerschaft mit ihrem wachsenden Kind eine besondere Beziehung auf. Ein Abbruch geht ihr häufig psychisch näher als dem Vater. Andererseits hat sie, wie F 10 und F 9 berichten, die größere Last bei der Therapie, da sie in der Regel die Kinder ins Krankenhaus begleitet und dort der Kritik der Ärzte und Krankenschwestern ausgesetzt ist.

P 8 fühlte sich in seinen Entscheidungen beeinflusst und ließ in der ersten Schwangerschaft einen eigentlich ungewollten Schwangerschaftsabbruch durchführen. Zu einem späteren Zeitpunkt entschied sich das Paar freiwillig für eine PND, was andeutet, dass sie sich eine gesunde Familie wünschten und sich mutmaßlich gegen ein krankes Kind entschieden hätten. Sie meinten, dass sie in der ersten Schwangerschaft die Problematik nicht hätten begreifen können. Es bleibt also offen, ob dieses Paar den Schwangerschaftsabbruch unter Zwang durchführen ließ, oder ob es eher einer Empfehlung folgte, weil es die gesamte Problematik nicht ausreichend verstand. Das Paar 8 wies ein niedriges Bildungsniveau auf (siehe Tabelle 2).

Die Familie auf Zypern spielt eine sehr große Rolle bei der Familiengründung und bei allen damit verbundenen Entscheidungen. Dies erfuhren die Paare 1 und 9, kein anderes Paar (in dieser Studie) berichtete von solch starkem Einfluss der Familie.

3.4 Einfluss auf die Partnerschaft

Alle Teilnehmer dieser Studie sind Carrier, die entweder einen anderen Carrier oder einen Thalassämiker geheiratet haben. Nach der vorehelichen Pflichtuntersuchung wurden alle Paare bei der Bekanntgabe ihres genetischen Status von Ärzten, Spezialisten auf dem Gebiet der Thalassämie, informiert und beraten. In diesem Teil der Auswertung wird analysiert, inwieweit durch Pflichtuntersuchung und Beratung die Partnerschafts- und Reproduktionspläne beeinflusst wurden.

In die *Gruppe A* gehören alle Befragten, die sowohl vor als auch nach der Bekanntgabe ihres genetischen Status den Partner heiraten und mit ihm eine Familie gründen wollten. Die Ergebnisse der Untersuchung haben ihre Wünsche und Vorstellungen diesbezüglich nicht beeinflusst. Die *Gruppe B* umfasst diejenigen, die nach der Beratung über eine Trennung nachgedacht bzw. sich vorübergehend getrennt haben. Auch diejenigen, die sich vor der Partnerschaft untersuchen ließen und sich vorgenommen hatten, bei der Partnersuche keinen Carrier als Partner auszuwählen, gehören in diese Gruppe. In der *Gruppe C* werden die Teilnehmer zusammengefasst, die in anderer Weise emotional belastet waren.

3.4.1 Gruppe A: Keine Beeinträchtigung der Partnerschaft

Ein Großteil der Paare fühlte sich durch ihren Carrier-Status und die zugehörige Beratung in Bezug auf Partnerschaft und Familiengründung nicht beeinflusst. Das Paar P 6 begründete dies folgendermaßen:

> „Wir hatten, bevor wir uns für diese Ehe entschieden haben, wichtige Themen miteinander besprochen, obwohl es noch nicht bekannt war, dass wir beide Carrier waren. Wir haben über Reproduktion und den Fall [--], keine Kinder zu bekommen, gesprochen. Dies sind sehr wichtige Themen für ein Paar [...]. Wir hätten unabhängig von den Testergebnissen geheiratet" (M 6, S. 1, Z. 14-22).

Da Thalassämie ein verbreitetes Problem auf Zypern ist, und etwa 15 % der Einwohner Genträger bzw. Carrier sind [Ashiotis et al. 1973], hat für einige Teilnehmer die Bekanntgabe ihrer Heterozygotie keine Probleme hervorgerufen. „Es war zu erwarten" (F 12, S. 1, Z. 16), gab eine Frau an.

Auch wenn die Wahrscheinlichkeit, ein gesundes Kind zu bekommen, nicht beeinflusst werden kann, bietet die PND Entscheidungsmöglichkeiten. Diese gab jungen Paaren den Mut, zusammenzubleiben und sich für eine Familie zu entscheiden. Ein männlicher Teilnehmer (M 11) sagte: „Ich war nicht besorgt. Es gab die Pränataldiagnostik; deswegen!" (M 11, S. 2, Z. 11-12) Diese Einstellung teilte auch ein anderer Interviewter:

> „Als ich erfahren habe, dass ich Carrier bin, reagierte ich eigentlich neutral. Man hat einen großen Entscheidungsfreiraum. Es besteht immer noch die Chance, nach allen Untersuchungen etwas ändern zu können" (M 1, S. 2, Z. 21-25).

Er erklärte, dass man auch nach der PND noch genug Zeit habe, sich für einen Schwangerschaftsabbruch zu entscheiden und sein Leben so aufzubauen, wie man es sich immer gewünscht habe.

M 2 begründete seine Entscheidung für seine Partnerin folgendermaßen:

> „Wir haben beide zusammen die Entscheidung getroffen, dass diese Ergebnisse unsere Pläne nicht ändern sollten. Weil ich immer wieder auf den Gedanken gekommen bin, dass es doch nicht möglich wäre, mit allen Untersuchungen, die heutzutage zur Verfügung stehen, dass wir kein gesundes Kind bekommen könnten" (M 2, S. 3, Z. 18-20).

Paar 9 heiratete in jungem Alter. Sie waren nach eigenen Aussagen nicht reif genug, um wichtige Entscheidungen treffen zu können. Er berichtete:

> „Ich war 20 Jahre alt, und sie war 16 [--]. Die Ärzte haben uns über die Problematik unserer Situation aufgeklärt. Wären wir reifer gewesen, hätten wir vielleicht andere Entscheidungen getroffen [--]. Damals war aber die Leidenschaft größer als die Logik" (M 9, S. 2, Z. 21-23).

F 5 berichtete, dass sie den Carrier-Status nicht als etwas Gefährliches eingestuft und deshalb keine Beeinträchtigung der Partnerschaft erlebt habe. P 8 gehörte zu den ersten Paaren, die an dem Programm zur Bekämpfung der Thalassämie teilnahmen. Sie gaben an, dass die mangelhafte Beratung und ihr junges Alter ursächlich für ihr mangelndes Problembewusstsein und Reaktion in der ersten Schwangerschaft waren. (siehe 3.3.3) Die Teilnehmerin berichtete: „Ich habe damals nicht verstanden, worum es eigentlich geht. Ich habe es nicht realisiert" (F 8, S. 1, Z. 18).

3.4.2 Gruppe B: Direkte Belastung der Partnerschaft

Für die wenigen Paare in Gruppe B war der genetische Status ein Grund, über eine Trennung nachzudenken bzw. dies bei der Partnersuche einzubeziehen. Letzteren war der genetische Status schon frühzeitig durch Untersuchungen in der Jungend bekannt. Diese Befragten gaben veränderte Kriterien bei der Partnersuche an, sie seien bei der Partnerwahl sehr vorsichtig und gehemmt vorgegangen.

Bei dem siebten Paar fanden die Untersuchung der Frau während der Studienzeit und die des Mannes während des Zivildienstes statt. Beide hatten sich vorgenommen hatte, bei der Partnersuche vorsichtig zu sein. „Ich habe darauf geachtet, dass der Partner kein Carrier ist“ (M 7, S. 1, Z. 33-34). Der Wunsch, eine Familie zu gründen, und die Angst, diesen Wunsch nicht verwirklichen zu können, haben den Mann bewogen, die Beziehung aus Vernunftgründen zu beenden. Er sagte:

> „Ich habe mich entschieden, die Beziehung zu beenden. Ich wollte immer eine gesunde Familie gründen, und es war mir bewusst, dass ich es nicht verwirklichen könnte, oder dass ich kranke Kinder bekommen könnte. Meine Schwester hatte mit ihrem Partner das gleiche Erlebnis. Sie waren ebenfalls beide Carrier. Diese Problematik war mir aus einer näheren Sicht bekannt“ (M 7, S. 2, Z. 24-30).

Seine Entscheidung war allerdings nur vorübergehend. Ihre Liebe zueinander war doch stärker als die Sorge vor den medizinischen Konsequenzen. Sie entschieden sich deswegen zusammenzubleiben, eine Familie zu gründen und dieses Risiko einzugehen.

Ein Carrier (M 13), der mit einer Thalassämikerin verheiratet ist, zweifelte durch das Testergebnis an einer Familiengründung. Er betrachtete deshalb die durch die Beratung erhaltenen neuen Informationen als positiv und mit ausschlaggebend, sich für diese Partnerschaft und eine Familie entscheiden zu können. „Nach der Information, dass wir zu 50 % ein gesundes Kind bekommen könnten, haben wir es riskiert [--] zusammenzubleiben [er lacht]“ (M 13, S. 1, Z. 42-43). Er und seine Frau hatten vorher geglaubt, eine Chance von nur 25 % zu haben, ein gesundes Kind zu bekommen.

3.4.3 Gruppe C: Andere Belastungen

Zu Gruppe C gehören die meisten Beteiligten und zwar alle, deren Partnerschaft durch die Kenntnis ihres Carrier-Status auf andere Weise belastet war. Sie hatten alle für sich die Entscheidung getroffen, als Paar zusammen zu sein und zu bleiben. Die Belastung war jedoch für einige Interviewte stärker als für andere. Für andere ging das Leben äußerlich unverändert weiter. Es war ein Grund, vorsichtig zu sein, aber sie fühlten sich in der Lage, das Problem bewältigen zu können.

Eine jung, bis dato kinderlose Frau (F 1) war besorgt über ihre Zukunft. Das mögliche Dilemma nach einer PND mit einem positiven Befund beunruhigte und belastete sie. Dennoch sah sie es nicht als Grund an, ihre Entscheidungen bezüglich Partnerschaft und Reproduktion zu ändern. Sie erzählte:

> „Ich war besorgter als mein Mann. Wir sollten in der Zukunft ein Dilemma bewältigen. Aber das muss auch nicht heißen, dass du an deinen Plänen zweifelst. Wir waren der Meinung, dass wir beide reif genug wären, um ein solches Dilemma und eine schwierige Situation in der Zukunft bewältigen zu können. Wir sind sehr oft der gleichen Meinung, und wir werden immer eine Lösung finden können" (F 1, S. 2, Z. 31-36).

Ein Paar (P 13), eine Thalassämikerin und ein Carrier, hatte sehr jung geheiratet hatte und meinte, dass in der Jugend die Leidenschaft größer als die Logik sei. Die Sorgen kämen erst später. Die Frau sagte:

> „Damals war diese Information für mich nicht aufregend. Hätte ich diese Ergebnisse jetzt bekommen, würden sie eine andere Bedeutung für mich haben. Ich hätte vielleicht anders reagiert" (F 13, S. 4, Z. 36).

Einige Paare waren nur zu Anfang besorgt. F 5 berichtete, dass

> „wir nur kurz nach der Bekanntgabe unserer Ergebnisse besorgt waren. Aber wir wollten weiter wie geplant heiraten. Es gibt so viele andere Probleme, die man bekommen kann. [...] Wir haben auch erfahren, dass es bei uns um eine leichte Form der Heterozygotie ging" (F 5, S. 2, Z. 18-22).

Sie hielt es angesichts anderer Risiken nicht für etwas besonders Belastendes, dass beide Carrier sind.

F 2 wurde durch die Nachricht stark negativ beeinflusst: „Als ich davon erfahren habe, dass wir beide Carrier waren, dachte ich, dass es das Ende meines Lebens ist [---]. Es war das Schlimmste, was mir passieren konnte" (F 2, S. 2, Z. 50-51), hat diese Mutter angegeben. Sie haben sich entschieden zusammenzubleiben, aber wollten unbedingt eine PND durchführen, um eine gesunde Familie gründen zu können. Sie berichtete, dass so eine Entscheidung anfangs sehr leicht erscheint, aber in Wirklichkeit sehr schwer zu treffen sei. Dies sei vor allem in den ersten Jahren des Programms in den 1980er Jahren der Fall, in denen eine PND und ein eventueller Schwangerschaftsabbruch erst im fünften Schwangerschaftsmonat stattgefunden hätten.

Der Thalassämiker dieser Studie (M 14) berichtete, dass, als er erfahren habe, dass seine zukünftige Frau Carrier sei, „es so war, als ob die Welt untergegangen ist" (M 14, S. 2, Z. 43). Gefühle wie Enttäuschung und Traurigkeit waren bei einigen Paaren ebenfalls stark ausgeprägt, auch Angst vor der

Zukunft wurde angegeben. „Als ich erfahren habe, dass wir beide Carrier sind, war ich sehr besorgt und traurig. Ein großes Problem lag vor mir.“ (F 3, S. 2, Z. 41-42) Ähnliches berichtete auch eine weitere Frau: „Ich war sehr besorgt und habe geweint, weil ich wusste, dass meine Familie die Situation nicht akzeptieren würde“ (F 9, S. 2, Z. 27-29).

Das Paar 11 hat zwei gesunde und ein krankes Kind. Die Frau gehört ebenfalls in diese Gruppe. Über ihre Reaktion nach der Bekanntgabe ihrer beider genetischen Status berichtete sie:

> „Ich erinnere mich, dass ich damals geweint habe. Mich hat dieses Ergebnis stärker betroffen als meinen Mann. Ich war erst 23 Jahre alt, unreif, sehr jung und auch unverantwortlich“ (F 11, S. 2, Z. 13-16).

3.4.4 Bewertung und Reflexion

Der Zeitpunkt der Pflichtuntersuchung kurz vor der kirchlichen Trauung erschwert eine mögliche, unter anderen Umständen vielleicht leichter durchführbare Trennung der Partner. Die Paare planen ein Zusammenleben, und sie stehen kurz vor der Erfüllung ihrer Wünsche. Die Information, dass das Risiko besteht, ein krankes Kind zu bekommen, verunsichert und ängstigt eine Reihe von Teilnehmern.

Für diejenigen, die einen Schwangerschaftsabbruch in Betracht zogen, ist die Information über ihren genetischen Status möglicherweise weniger stark belastend. Sie akzeptieren das Problem und hoffen, dass sie durch die Möglichkeit einer PND ihre Wünsche nach einer gesunden Familie doch noch verwirklichen können. Nur ein Paar (P 10) sagte, dass eine Abtreibung nicht in Frage käme, und ließ auch keine PND durchführen. Sie hätten nach der Information über den genetischen Status bereits an eine Trennung gedacht, entschieden sich jedoch trotz alledem für den Partner und die Ehe.

Anhand der Ergebnisse dieser Studie könnte spekuliert werden, dass diese Untersuchung zu einem früheren Zeitpunkt, eventuell während oder direkt nach der Schulzeit, sinnvoller wäre. Dann wären die Zyprioten über ihren genetischen Status früher informiert und könnten die gewünschten Entscheidungen treffen. Würde aber ein solches Vorgehen nicht für eine größere Diskriminierung auf der Insel sorgen?

Frauen reagierten in dieser Studie emotionaler als ihre Männer. Sie zeigten ihre Gefühle und ihre Sorgen ausgeprägter und waren besorgter bezüglich der Reproduktion. Bei Männern mit starker Betroffenheit führte dies eher zu der Entscheidung, sich trennen zu wollen. Eine junge Frau (F 9) hatte starke Bedenken und war besorgt, weil sie schon geahnt hatte, dass ihre Eltern gegen die Partnerschaft eingestellt waren. Es gibt auf Zypern viele Familien, die ihre Kinder bei wichtigen Entscheidungen beeinflussen oder lenken wollen. So war F 9 weniger besorgt darüber, dass auch ihr Partner Carrier ist und der Nachwuchs in Gefahr wäre, als über die Tatsache, dass die Eltern mit ihrer Entscheidung, ihn zu heiraten, nicht einverstanden wären.

Viele Befragte gaben an, die PND durchführen lassen zu wollen, um dann entsprechend entscheiden zu können. So würden sie sich in dem Fall, dass das ungeborene Kind erkrankt wäre, eventuell für einen Schwangerschaftsabbruch entscheiden. Deswegen war eine vorbeugende Trennung wegen des genetischen Status nicht erforderlich.

In Rahmen dieser Studie reagierten drei Teilnehmer auf das Ergebnis, dass der Partner ebenso Carrier ist, negativ. F 3 und F 2 hatten jeweils ein Familienmitglied, das an Thalassämie litt. M 14 war selbst Thalassämiker. Dadurch hatten diese drei intensive Erfahrungen mit der Krankheit und waren bezüglich Partnerschaft und Reproduktion stärker besorgt als andere. Der Grund dafür war das Risiko, welches sie bzw. ihre Kinder hatten, „ein Leben mit geringerer Qualität leben zu müssen", wie eine junge Frau angegeben hat (F 1, S. 4, Z. 32-33). Trotz ihrer Sorgen haben sich letztlich alle Teilnehmer für den Partner entschieden. Bei der Bewertung der Studienergebnisse ist allerdings zu berücksichtigen, dass an nur Paare teilgenommen haben, die sich letztlich für den jeweiligen Partner entschieden haben. Aufgrund des Studiendesigns können keine Aussagen über Paare getroffen werden, die sich nach Bekanntgabe der Testergebnisse definitiv getrennt haben.

3.5 Reproduktion

Dieser Teil der Auswertung befasst sich mit den Themen Kinderwunsch und Reproduktion. Im ersten Abschnitt werden die Einstellungen der Teilnehmer zu ihrem Kinderwunsch analysiert, nachdem sie ihren genetischen Status erfahren haben und beraten wurden. Im zweiten Abschnitt werden die Schwangerschaftsverläufe der Paare untersucht. Entscheidend war hier, ob und wie oft die befragten Frauen schwanger wurden, ob sie eine PND und einen Schwangerschaftsabbruch durchführen ließen und ob gesunde oder kranke Kinder zur Welt kamen. Im letzten Teil werden die Gründe für oder gegen die Entscheidung bezüglich PND und Schwangerschaftsabbruch für alle Paare zusammengefasst.

3.5.1 Einstellungen zur Reproduktion vor Eintritt einer Schwangerschaft

In diesem Abschnitt wird analysiert, inwieweit der untersuchte Carrier-Status den Kinderwunsch beeinflusst hat. Die *Gruppe A* umfasst acht von 14 Paaren, bei denen die Bekanntgabe ihres genetischen Status die Wünsche bzgl. Reproduktion nicht beeinflusst hat. Die Beteiligten in *Gruppe B,* zwei Paare und zwei einzelne Befragte, waren sehr besorgt. Sie nahmen die Reproduktion als Problem wahr und versuchten entweder durch PND oder durch PID ihren Wunsch nach gesunden Kindern zu verwirklichen. In *Gruppe C* werden zwei Paare und zwei einzelne Befragte zusammengefasst, bei denen der Kinderwunsch durch die Bekanntgabe ihres genetischen Status verändert wurde. Sie haben alle über eine Trennung nachgedacht. Einige haben sich vorübergehend getrennt, andere wollten nach einer ersten Schwangerschaft keine Kinder mehr bekommen. Andere dagegen entschieden nach einer Beratung, doch Kinder zu bekommen.

3.5.1.1 Gruppe A: Die Reproduktionsentscheidungen wurden nicht beeinflusst

Die acht Paare in dieser Gruppe wollten auch nach der Pflichtuntersuchung weiterhin Kinder bekommen. Das Testergebnis, dass beide Partner Merkmalträger sind, beeinflusste ihre Einstellung über Kinderwunsch und Reproduktion nicht. Die meisten Befragten aus Gruppe A sagten, dass sie immer Kinder haben wollten. „Es käme nicht in Frage, keine Kinder zu bekommen" (M 9, S. 2, Z. 34). Andere beschäftigte das Thema Reproduktion in dem Moment, in dem sie die Ergebnisse ihrer genetischen Tests bekommen haben, noch gar nicht.

Ein Paar (P 6) hatte, bevor es sich für die Ehe entschied, das Thema Reproduktion besprochen und sich auf ihren Kinderwunsch geeinigt. Deswegen meinten sie, dass die Bekanntgabe ihres Carrier-Status, sie gar nicht beeinflusst habe. Der Mann (M 6) äußerte:

„Wir haben vor der Ehe einiges abgesprochen, ohne zu wissen, dass die Möglichkeit besteht, dass wir beide Carrier sein könnten. Es wurden Themen wie Schwangerschaft und die Möglichkeit [--], keine Kinder zu bekommen, ebenso diskutiert. Wir haben damals darüber gesprochen, weil diese Themen wichtig für ein Paar sind und in der Zukunft, wenn Probleme vorkommen sollten, wollten wir vorbereitet sein. [...] Unabhängig von den Ergebnissen der Untersuchung würden wir Kinder bekommen“ (M 6, S. 1, Z. 14-18, 21-22).

3.5.1.2 *Gruppe B: Die Reproduktion wird als Problem wahrgenommen und in Reproduktionsprozesse wird eingegriffen*

Zwei Paare (P 1 und P 14), eine Frau mit einem gesunden Kind (F 3) und einer der männlichen Teilnehmer (M 10) berichteten, dass der Test und das Risiko, ein krankes Kind zu bekommen, sie beunruhigt habe.

Ein junges Paar (P 1) ohne Kinder hatte trotzdem den Wunsch, in der Zukunft Kinder zu bekommen. Sie waren sehr positiv eingestellt, sie hatten das Risiko und das Dilemma, vor dem sie stehen würden, wenn das ungeborene Kind homozygot krank wäre, akzeptiert. Durch die PND würden sie eine Familie ohne Thalassämie gründen können. M 1 sagte:

„Ich bin der gleichen Meinung wie meine Frau. Wir wollten Kinder haben, und das wollen wir immer noch. Wir müssen vorsichtig sein und eine Pränataldiagnostik durchführen, um unsere gesunde Familie gründen zu können. Die Reproduktion steht auch mit der prozentuellen Wahrscheinlichkeit bzw. dem 25 % Risiko, ein krankes Kind zu bekommen, in Zusammenhang. [...] Wenn bei der ersten Schwangerschaft der Fötus nicht gesund ist, heißt es auch nicht, dass jede Schwangerschaft gleich ablaufen soll. Das ist die Tatsache, die jedes Paar dazu bringt, die negativen Seiten zu verdrängen und die positive im Vordergrund zu behalten“ (M 1, S. 3, Z. 18-25).

Eine weitere Teilnehmerin (F 3) gestand ein, dass sie erst während der PND wahrgenommen habe, dass ein großes Problem auf sie zukäme.

„Ich war sehr traurig darüber, ich wusste, ab diesem Moment fängt ein schwerer Weg an. Ich sagte damals meinem jetzigen Mann, trennen wir uns, oder bleiben wir zusammen? Das war ein großes Dilemma“ (F 3, S. 2, Z. 41-43).

Trotz ihrer Sorgen und Ängste traf sie zusammen mit ihrem Mann die Entscheidung, zusammenzubleiben und Kinder zu bekommen. Sie hatten vor, eine PND durchführen zu lassen, und sie würden im Fall eines kranken

Kindes entscheiden müssen, ob sie einen Schwangerschaftsabbruch vornehmen lassen sollten oder nicht.

M 10 berichtete:

> „Wir waren schon darüber besorgt. Wir haben ein paar Tage darüber nachgedacht, dann haben wir entschieden zusammenzubleiben und Schluss mit dem Thema [er lacht zusammen mit seiner Frau]" (M 10, S. 1, Z. 41-42).

Sie hätten ein krankes Kind bekommen. Sie hätten die pränataldiagnostischen Angebote nicht wahrgenommen, denn „eine Abtreibung käme nicht in Frage" (M 10, S. 2, Z. 25), führte er aus.

Der an Thalassämie erkrankte Teilnehmer (M 14) wollte kein krankes Kind bekommen. Er sagte, dass er wahrscheinlich mit einem weiteren kranken Mitglied in seiner Familie nicht zurechtkommen würde. Deswegen entschieden sie sich, zuerst eine PID durchzuführen. Die künstliche Befruchtung (In-vitro-Fertilisation, IvF) blieb jedoch ohne Erfolg. Anschließend entschieden sie sich aus Kostengründen für eine natürliche Befruchtung mit anschließender PND. Dieses Paar nahm die Reproduktion als Problem wahr und beeinflusste bzw. änderte die Art der Befruchtung, um seine Ziele zu erreichen.

3.5.1.3 Gruppe C: Der Kinderwunsch wurde beeinflusst

In diese Gruppe gehören das Paar 13, ein männlicher Teilnehmer (M 7) und eine weibliche Teilnehmerin (F 3). Sie waren alle sehr besorgt über die Tatsache, dass beide Partner Carrier bzw. Thalassämiker waren und dass das Risiko bestehe, ein krankes Kind zu bekommen. Sie alle haben ihren Kinderwunsch erneut und in anderer Weise reflektiert (und ihn bejaht), und sie haben darüber nachgedacht, ob und unter welchen Bedingungen sie zusammenbleiben wollten.

M 7 wollte die Beziehung zunächst beenden und äußerte:

> „Ja, ich habe diese Entscheidung getroffen, wegen dieses Problems, dass wir beide Carrier waren, und weil ich immer eine Familie gründen wollte. Weil mir die Problematik bewusst war, dass ich es wahrscheinlich nicht schaffe oder eine kranke eigene Familie bekommen würde, und nachdem ich mit meiner Familie und meiner Schwester gesprochen habe, die ebenfalls diese Situation durchgemacht hat, habe ich die Beziehung beendet. Ich habe meiner Frau damals gesagt, wir können nicht zusammenbleiben, wir waren zwei Tage getrennt, eigentlich nur für einen [er

> lachte], und dann sind wir trotzdem wieder zusammengekommen, und wir wollten alle Tests durchführen“ (M 7, S. 2, Z. 24-30).

Und weiter betonte er: „Wir haben entschieden, dass wir kein krankes Kind wollten. Und wir haben dafür alles getan, was nötig war, um es zu vermeiden“ (M 7, S. 3, Z. 34-35). Deutlich wird in dieser Aussage, dass sich dieses Paar definitiv kein krankes Kind wünscht. Sie sind nach der Hochzeit vor ca. 20 Jahren nach England umgezogen, weil sie vermuteten, dass sie dort besser medizinisch behandelt werden würden. Die Frau ist eine Zypriotin, die in England als Kind zypriotischer Eltern geboren wurde und aufwuchs. Die erste Schwangerschaft fand in England statt, die zweite auf Zypern. Die Trennung des Mannes wird hier als Veränderung des Kinderwunsches eingeordnet: Zumindest für kurze Zeit war er nicht bereit, mit seiner jetzigen Ehefrau, Kinder zu bekommen.

F 3 gehört sowohl in die zweite als auch in die dritte Gruppe. Sie war besorgt, als sie erfahren hatte, dass sie und ihr Partner Carrier seien. Sie entschieden sich für eine PND, um kein krankes Kind zu bekommen. Die psychische Last nach der ersten PND war laut ihrer Erzählung so groß, dass die Entscheidung traf, kein zweites Kind zu bekommen.

> „Als mein Kind zur Welt kam, und es war gesund, habe ich meinem Mann gesagt, dass man im Leben nur einmal so ein Glück hat. Solches Golgatha will ich nicht noch mal erleben. Wir werden kein weiteres Kind bekommen, und ich stehe 100 % zu meiner Entscheidung [sie lachte]“ (F 3, S., 4 und 5, Z. 42-45 und 1-4).

Ihr Kinderwunsch wurde also insofern beeinflusst, dass sie entschied, wegen der Belastung keine weiteren Kinder zu bekommen.

Paar 13, ein Carrier und eine Thalassämikerin, beschrieben sich als „vorsichtig“. Sie wollten Kinder bekommen, aber sie waren trotzdem besorgt. Bei der Beratung hatten sie erfahren, dass sie nicht, wie sie dachten, ein 75%iges, sondern ein 50%iges Risiko haben, ein krankes Kind zu bekommen. Diese Information beurteilten sie als positiv, und sie war der Hauptgrund, sich für Kinder zu entscheiden. Im Gespräch äußerte er folgendes:

> „Nachdem wir von dem Arzt P[...] unsere prozentuale Wahrscheinlichkeit, ein krankes Kind zu bekommen, erfahren haben, haben wir es riskiert [--] zusammenzubleiben [er lachte]. Wir beurteilten diese Information als positiv“ (M 13, S. 1, Z. 42-43).

Auch seine Frau sagte:

> „Die 50 % hat positiv gewirkt; wir beurteilten es als 50 % Chance, ein gesundes Kind zu bekommen, wir haben nur die guten 50 % gesehen. So war es eigentlich auch bei dem ersten Versuch schon" (F 13, S. 4, Z. 38-39).

Die Thalassämikerin hatte ein gesundes Kind, und sie waren nicht sicher, ob sie noch eines bekommen wollten. Sie wussten nicht, ob sie und ihre Familie mit dem Ergebnis der nächsten PND zurechtkommen könnten. Sie sagte:

> „Meiner Familie [...] zu sagen, dass ich schwanger bin, und dass das Kind krank sein wird, das würde sie fertig machen. Weil eine Lebenssituation wieder beginnen würde, mit der sie schon abgeschlossen haben" (F 13, S. 5, Z. 9-11).

Ihr Mann dagegen berichtete, dass er ein krankes Kind haben könnte, aber er würde sehr traurig darüber sein, dass sein Kind unter der Therapie leiden müsste:

> „Ich hätte kein Problem, ein krankes Kind zu haben; ich habe eine Thalassämikerin geheiratet, das zeigt, dass ich damit kein Problem habe. Aber ich denke folgendes: Wenn ich jetzt meinen Sohn ansehe, und es käme noch ein Kind mit Thalassämie, dann würde ich sehr traurig sein, wenn ich abends im Bett liege. Ich werde mich damit nicht abfinden können. Ihn jeden Tag mit der Therapie zu belasten bzw. ihn zu stechen, um ihm ein normales Leben ermöglichen zu können. Das könnte ich nicht ertragen" (M 13, S. 6, Z. 1-5).

Dieses Paar (P 13) entschied sich erst nach der Beratung für Kinder. Ihr Kinderwunsch wurde also durch das Thalassämie-Programm in eine positive Richtung beeinflusst.

3.5.1.4 Bewertung und Reflexion

Für ein zypriotisches Paar, das vor der Ehe steht, scheint es sehr wichtig zu sein, eine Familie mit Kindern zu gründen. Alle 14 Paare in dieser Studie haben sich für Kinder entschieden. Allerdings konnten zwei Paare (P 1 und P 14) ihre Wünsche noch nicht erfüllen. Die Art der Reproduktion wurde bei einigen beeinflusst. Aber auch für diejenigen, die ihre Beziehung in Frage gestellt hatten, war anschließend der Kinderwunsch stärker als die Sorge, mit der Möglichkeit eines kranken Kindes umgehen zu müssen.

Auf Zypern entscheiden sich die meisten für eine Ehe, wenn sie Kinder bekommen wollen. Paare, die sich freiwillig gegen Kinder entschieden haben, sind auf Zypern eher selten. Dass die Pflichtuntersuchung bei den meisten erst kurz vor der geplanten Hochzeit stattfindet, erschwert eine

Änderung der Pläne. Die PND bzw. ein Schwangerschaftsabbruch ist für die meisten Carrier eine Option, gesunde Kinder zu bekommen. Und obwohl in der ersten Gruppe nur Studienteilnehmer zu finden sind, die ihre Pläne im Endeffekt gar nicht geändert haben, erscheint es wahrscheinlich, dass alle Befragten, die eine PND durchführen wollten, eine eventuelle Abtreibung für sich in Erwägung gezogen haben. Wegen der oben genannten Gründe stellte die Information kurz vor der Hochzeit also aus ihrer Sicht kein unlösbares Problem dar.

In Rahmen dieser Studie wurden nur Paare interviewt, die sich für den Partner entschieden haben, und die zusammengeblieben sind. Deshalb ist es nicht direkt beurteilbar, ob Beziehungen beendet worden sind, nachdem die Beteiligten erfahren haben, dass sie Carrier sind und ein Risiko besteht, keine gesunde Familie gründen zu können. Weitere Studien zu diesem Thema stehen aus.

Die Befragten der Gruppe B hatten, mit einer Ausnahme, persönliche Erfahrungen mit der Krankheit Thalassämie. Keiner von ihnen wollte ein thalassämiekrankes Kind bekommen, deswegen waren sie besorgter und ängstlicher als die Mehrheit der Interviewten. Beide Erkrankte in dieser Studie waren in hohem Maße besorgt. Die drei Beteiligten in Gruppe B haben direkten Kontakt mit der Krankheit, und sie können die Last der Therapie und den psychischen Druck, dem man dabei ausgesetzt sein kann, realistisch einschätzen. Sie sind selbst betroffen oder haben betroffene Bekannte.

Alle Teilnehmer, die sich für ein krankes Kind entschieden haben, hatten vor ihrer Entscheidung keinen direkten Kontakt mit kranken Menschen gehabt. Auch waren alle, die Thalassämiker in ihrem Bekanntenkreis hatten, wegen der positiven Ergebnisse der genetischen Tests stärker besorgt und belastet als die meisten anderen. So erscheint es schwierig, die Konsequenzen und die Schwierigkeit einer solchen Erkrankung vollständig zu erfassen, wenn man nicht mit Kranken Kontakt hat. Es wäre daher eine Möglichkeit, junge Paare, die sich für oder gegen ein krankes Kind entscheiden sollen, in Kontakt mit Familien zu bringen, die mit einem betroffenen Kind leben.

In Gruppe C gehören die Interviewten, die kein krankes Kind bekommen wollten und deshalb ihren Kinderwunsch und die Partnerschaft kritisch hinterfragt haben.

Das Paar (P 7), bei dem der Mann die Beziehung kurzzeitig beendet hatte, kannte die Erfahrungen eines ähnlichen Paares. Die Schwester von M 7 hatte als Heterozygote ebenso einen Carrier geheiratet, und war darüber sehr besorgt. Seine Frau hatte sich während ihrer Studienzeit freiwillig untersuchen lassen. Ihr Carrier-Status hatte sie dazu gebracht, sich mit der Krankheit Thalassämie auseinanderzusetzen und viel darüber zu erfahren. Die Möglichkeit einer PND und die Fortschritte der Medizin gaben dem jungen Paar die Hoffnung, seinen Familienwunsch zu verwirklichen.

Dass die Untersuchung erst kurz vor der geplanten Hochzeit stattfand, brachte ein Paar (P 10) letztlich wieder zusammen, da sie ihre gemeinsame Lebensplanung bereits als unumstößlich ansahen.

Wahrscheinlich haben auf Zypern einige Paare ihre Beziehung beendet. Dies betrifft eventuell diejenigen, die sich frühzeitig haben testen lassen, oder diejenigen, bei denen der psychische und familiäre Druck sehr stark war. Diese Vermutung kann nicht belegt werden, da Paare, die sich nach dem Test getrennt haben, nicht die Einschlusskriterien dieser Studie erfüllen.

Es ist definitiv ein großes Dilemma, kurz vor der Eheschließung erfahren zu müssen, dass das Risiko besteht, kranke Kinder zu bekommen. Denjenigen, die sich vorstellen konnten, einen Schwangerschaftsabbruch durchführen zu lassen, fiel die Entscheidung für die Ehe leichter. Eine Ausnahme hiervon stellt die Frau des dritten Paares dar. Sie hat zwar eine Abtreibung in Erwägung gezogen, aber auf die Ergebnisse der PND warten zu müssen, hat sie als sehr anstrengend und psychisch belastend erlebt. Deswegen möchte sie keine weiteren Kinder bekommen, nachdem sie eine gesunde Tochter geboren hatte.

3.5.2 Schwangerschaftsverlauf

In diesem Teil werden summarisch die eingetretenen Schwangerschaften und deren Verlauf und Ausgang bei den untersuchten 14 Paaren ausgewertet. Drei Paare hatten zum Zeitpunkt des Interviews noch keine Kinder: Das Paar 1 hatte einige Monate zuvor geheiratet und hatte aktuell einen Kinderwunsch. Bei Paar 14 ist eine Carrierin mit einem Thalassämiker verheiratet. Sie haben noch keine Kinder, haben sich aber zwei Mal für eine IvF nach PID entschieden. Beide Zyklen blieben erfolglos. Zur Zeit der Befragung versuchten sie, auf natürlichem Weg ihren Kinderwunsch zu erfüllen. Deswegen fallen diese beiden Paare aus der summarischen Auflistung heraus. Das vierte Paar hatte ebenfalls keine Kinder, aber die Frau war zur Zeit der Befragung schwanger und hatte zuvor einen Schwangerschaftsabbruch aus einem anderen Grund als der Thalassämie. Die restlichen elf Paare hatten bereits Kinder. Sie werden in drei Gruppen eingeteilt:

1. Bei jeder Schwangerschaft wurde eine PND durchgeführt
   a. Schwangerschaften mit Schwangerschaftsabbruch wegen Thalassämie
   b. Schwangerschaften ohne Schwangerschaftsabbruch
   c. Schwangerschaften mit Schwangerschaftsabbruch wegen anderer Problematik
2. PND nicht in jeder Schwangerschaft durchgeführt
3. Keine PND durchgeführt

Tabelle 3: Schwangerschaften und deren Verläufe

Gruppe	Paar	Schwanger-schaften	Abbruch	PND	gesunde Kinder	kranke Kinder
1a.	2	4	2	4	2	---
	5	4	2	4	2	---
	8	5	2	5	3	---
	12	3	1	3	1	1
1b.	3	1	---	1	1	---
	6	2	---	2	2	---
	11	3	---	3	2	1
	13	1	---	1	1	---
	7	3**	---	2	2	---
1c.	4*	2	1	2	0	---
2.	9	3	1	2	1	1
3.	10	1	---	---	0	1

* schwanger z.Zt. der Befragung

** eine Schwangerschaft endete mit einer Fehlgeburt

In die *Gruppe 1a* gehören vier Paare. In jeder Schwangerschaft wurde eine PND durchgeführt. Daraufhin wurde pro Paar mindestens ein Abbruch wegen Thalassämie vorgenommen. Weitere fünf Paare gehören zu *Gruppe 1b* und haben keinen Schwangerschaftsabbruch durchführen lassen. Eine Besonderheit weist in dieser Gruppe das siebte Paar auf. Sie haben zwei gesunde Kinder. Diese Mutter hatte drei Schwangerschaften, davon endete die erste in einer Fehlgeburt. In *Gruppe 1c* hat sich eine Frau wegen einer anderen Krankheit des ungeborenes Kindes für einen Schwangerschaftsabbruch entschieden.

Die *Gruppe 2* umfasst nur ein Paar. Eine PND wurde hier nicht in jeder, sondern nur in zwei von drei Schwangerschaften durchgeführt. Abschließend folgt die *Gruppe 3* mit ebenfalls nur einem Paar, bei dem während der einzigen Schwangerschaft keine PND stattgefunden hat. Diese Entscheidung war freiwillig und bewusst getroffen.

3.5.3 Motive und Gründe für die Entscheidungen im Verlauf der Schwangerschaften

Es lassen sich drei Gruppen unterscheiden: In *Gruppe A* gehören drei Paare, die gesunde Kinder bekommen haben. Die Föten der Paare alle gesund, deswegen mussten sich diese Familien nicht mit einem möglichen Schwangerschaftsabbruch auseinandersetzten. Die vier Paare in *Gruppe B* wollten gesunde Kinder bekommen, sie mussten jedoch jeweils mindestens einen Schwangerschaftsabbruch durchführen lassen, bevor dieser Wunsch erfüllt werden konnte. Die vier Paare in *Gruppe C* verzichteten auf PND bzw. einen Schwangerschaftsabbruch und entschieden sich bewusst für ihre kranken Kinder.

Ziel dieses Abschnitts ist festzustellen, welche Gründe diese Paare zu den jeweiligen Entscheidungen bewogen haben. Die Paare 1 und 14 wünschen sich Kinder, aber haben bisher keine. Sie konnten noch keine Aussagen zu einer hypothetischen Entscheidung für ein krankes Kind bzw. einen Schwangerschaftsabbruch machen bzw. äußerten sich nicht über Entscheidungsgründe. Sie wurden deswegen keiner der Gruppen zugeordnet.

3.5.3.1 Gruppe A: Gesunde Kinder

Die vier Paare (P 3, P 6, P 7 und P 13) in Gruppe A haben jeweils gesunde Kinder, alle Kinder wurden vorgeburtlich untersucht, und keines der Paare hat einen Schwangerschaftsabbruch durchführen lassen. Das P 3 hat nur ein Kind. Die Mutter hat in ihrer Familie eine thalassämiekranke Cousine. Sie konnte die Schwierigkeiten der Therapie einer solchen Erkrankung nachvollziehen und wollte sich deshalb in ihrer Familie diesem Problem nicht aussetzen. Sie erzählte während des Interviews, wie belastend die Wartezeit nach der PND bis zum Erhalt des Ergebnisses für sie war. Sie wollte eine weitere Schwangerschaft mit ähnlichen Erfahrungen nicht erleben und äußerte: „Als ich nachgedacht habe, war es mir klar, wie oberflächlich und einfach ich alles beurteilt habe. Ich dachte, dass die Medizin weit entwickelt ist; wir werden PND durchführen; wenn das Kind gesund wäre, würde ich es behalten, sonst würde ich es abtreiben.“ Und weiter sagte sie:

> „Als mein Kind zur Welt kam, und es war gesund, habe ich meinem Mann gesagt, dass man im Leben nur einmal so ein Glück hat. Solches Golgatha will ich nicht noch mal erleben. Wir werden kein weiteres Kind bekommen und ich stehe 100 % zu meiner Entscheidung [sie lacht]“ (F 3, S. 4 und 5, Z. 42-45 und 1-4).

Das Paar P 7 ist sogar für mehr medizinische Sicherheit nach England umgezogen bzw. die zypriotische Mutter ist in England aufgewachsen. Als die beiden erfuhren, dass das Risiko bestehe, ein krankes Kind zu bekommen, wollten sie sicher sein, dass sie trotz aller Probleme gesunde Kinder bekommen werden. Die erste Schwangerschaft mit Zwillingen endete mit einem Spontanabort, bevor eine Diagnostik stattfinden konnte. Die zweite Schwangerschaft wurde von englischen Ärzten begleitet, aber bei dem dritten Kind haben ein Teil der Schwangerschaft und die Geburt auf Zypern stattgefunden.

Das sechste Paar hat zwei gesunde, aber heterozygote Kinder. P 6 traf keine klaren Aussagen, ob sie bei einem für Thalassämie homozygoten Kind einen Schwangerschaftsabbruch durchführen lassen würden, oder ob sie sich gegebenenfalls für ein krankes Kind entscheiden würden. Das Paar wollte keine weiteren Kinder mehr. Bei Paar 13 ist eine Thalassämikerin mit einem Carrier verheiratet. Sie haben ein gesundes Kind und sind sich nicht sicher, ob sie eine weitere Schwangerschaft wünschen. Sie sagte: „Über ein geplantes zweites Kind, frag uns nicht. Wir wissen es selber nicht, ob wir es machen werden [alle lachen]“ (F 13, S. 4, Z. 50). Ihr Mann deutete aber an, dass er sich nicht gegen ein krankes Kind entscheiden würde. Seine Frau, selbst Thalassämikerin, ist allerdings diesbezüglich sehr besorgt. Das sei eine schwere Entscheidung, da sie nicht sicher sei, ob die Erkrankung für das Kind und für die eigene Familie nicht sehr belastend wäre.

Alle vier Paare sprachen sich für die Pflichtuntersuchung und für PND während der Schwangerschaft aus. P 3 und P 7 wollten keine kranken Kinder bekommen, P 6 und P 13 machten dazu keine klaren Aussagen. Keines von diesen vier Paaren gab an, dass sie bei einem kranken Kind auf jeden Fall einen Schwangerschaftsabbruch durchführen ließen. Alle hatten Glück und bekamen gesunde Kinder. Ihre Einstellungen zur Familiengründung blieben angesichts der gesunden Kinder hypothetisch.

3.5.3.2 Gruppe B: Gesunde Kinder und Schwangerschaftsabbrüche

In der zweiten Gruppe mit vier Paaren (P 2, P 4, P 5 und P 8) hat jedes Paar mindestens einen Schwangerschaftsabbruch vornehmen lassen. P 2, P 5 und P 8 bekamen letztlich nur gesunde Kinder; P 4 erwartete zum Zeitpunkt des Interviews ein gesundes Kind.

F 2 hat einen kranken engen Verwandten. Sie wollte eine gesunde Familie haben, weil sie die große Last dieser Krankheit gut nachvollziehen konnte. Nach dem ersten Schwangerschaftsabbruch habe sie mit der Idee gespielt, bei einer weiteren Schwangerschaft auch ein erkranktes Kind zu behalten:

> „Weil die erste Schwangerschaft mit einer Abtreibung endete, kam ein Zeitpunkt in meinem Leben, wo ich gesagt habe, dass ich wieder schwanger werden wollte und egal, ob das Kind krank wäre oder nicht, hätte ich es nicht abgetrieben“ (F 2, S. 3, Z. 2-4).

Aber letztlich hat sie sich doch zu drei weiteren Schwangerschaften mit PND und einer weiteren Abtreibung entschlossen. „Wenn du solche Situationen miterlebst, [---] du kannst wohl nachvollziehen wie schwer das ist [mit der Krankheit zu leben]“ (F 2, S. 7, Z. 9) begründete sie.

Auch das vierte Paar wünschte sich eine gesunde Familie: „Ich bin der Meinung, dass ein krankes Kind sein ganzes Leben leiden wird. Deswegen ist es nicht gerecht, es auf die Welt zu bringen“, äußerte sich die werdende Mutter (F 4, S. 4, Z. 5). Ihr Mann ergänzte dazu: „Und mit einem kranken Kind leidest du als Eltern auch mit. Du vergisst nicht, dass es dein Kind ist, und du siehst es leiden“ (M 4, S. 4, Z. 6-7). Die Frau hatte ihr Kind wegen eines Klinefelter-Syndroms abtreiben lassen, wovon sie ohne die PND nicht vor der Geburt erfahren hätten. So hätten sie nicht vor der Wahl gestanden, sich für oder gegen ein Kind mit Thalassämie entscheiden zu müssen. Sie ließen also auch ein Kind mit einer anderen Erkrankung abtreiben.

Das fünfte Paar hatte Bekannte mit kranken Kindern und wollte nicht, dass ihr Nachwuchs die gleichen Schwierigkeiten erleben müsse. „Ich habe an die Zukunft meines Kindes gedacht“ (F 8, S. 2, Z. 43), begründete die Mutter F 8. Es wurde deutlich im Interview, dass das achte Paar unter allen Umständen nur gesunde Kinder haben wollte. Sie hatten zwei Schwangerschaftsabbrüche durchführen lassen.

3.5.3.3 Gruppe C: Geburt kranker Kinder

Die dritte Gruppe umfasst vier Paare (P 9, P 10, P 11, P 12) mit jeweils einem kranken Kind, die sich entweder gegen eine PND oder gegen einen Schwangerschaftsabbruch entschieden haben.

P 10 war aus moralischen Gründen grundsätzlich gegen einen Schwangerschaftsabbruch und hatte deswegen das ungeborene Kind nicht untersuchen lassen. „Es gab dafür keinen Grund" (M 10, S. 2, Z. 18), sagte er. Sie hätten sich in keinem Fall für einen Abbruch entschieden und wollten deswegen das Risiko vermeiden, bei einer PND den Fötus zu schädigen.

Das elfte Paar lehnte Schwangerschaftsabbrüche ebenfalls ab. Sie waren der Meinung, zwei Carrier sollten vermeiden, gemeinsam eine Familie zu gründen; wenn es doch so komme, müsse man die Verantwortung für eine eventuell kranke Familie übernehmen können. Das Paar ließ in allen drei Schwangerschaften eine Amniozentese durchführen, so dass sie bereits vor der Geburt von der Erkrankung des dritten Kindes wussten. Sie entschieden sich bewusst für dieses Kind und begannen sofort nach der Geburt mit den erforderlichen Therapien. Ähnlich verlief es bei den Paaren 9 und 12. Beide Paare ließen zuerst einen Schwangerschaftsabbruch vornehmen, entschieden sich aber bei einer weiteren Schwangerschaft gegen einen Abbruch und für das kranke Kind.

Das zwölfte Paar brachte nach der zweiten Schwangerschaft ein Kind zur Welt, das Carrier war. Bei der dritten Schwangerschaft war der Fötus erneut krank. Obwohl die Mutter eher für einen Abbruch eintrat, entschied sich das Paar letztlich für das Kind, Der Vater, der sehr religiös war, hatte zuvor eine komplizierte Herz-Operation gut überstanden. Er habe gelobt, dass er, wenn er den Eingriff überleben und einen Sohn bekommen würde, ihn David nennen wollte. Das sei eine „Abmachung" mit Gott. Als seine Frau schwanger wurde, war er davon überzeugt, dass dies Gottes Wunsch sei, und dass Gott dafür sorgen würde, dass alles in Ordnung komme. Er überzeugte seine Frau von seiner Position. Das Kind kam mit Thalassämie zur Welt. Nach einer Blutuntersuchung erfuhren sie, dass das erste Kind (aus der zweiten Schwangerschaft) ein passender Knochenmarkspender sei. Die Knochenmarktransplantation wurde auf Kosten des Staates Zypern in Italien durchgeführt. Das zweite Kind ist heute gesund und benötigt keine weitere Therapie.

F 9 hatte in der ersten Schwangerschaft sie nach Durchführung einer PND ein Kind zur Welt gebracht, das Carrier war. Bei der zweiten Schwangerschaft stimmte sie der PND ebenfalls zu, wobei sich der Fötus als krank erwies. Auf familiären Druck ließ sie dieses kranke Kind abtreiben lassen. Bei der nächsten Schwangerschaft verzichtete sie bewusst auf die PND, sie erzählte: „Die dritte Schwangerschaft wurde nur unter der Vorrausetzung geplant, dass ich keine PND oder anderen Untersuchungen machen sollte. Gott sollte entscheiden“ (F 9, S. 4, Z. 11-12). Sie sagte, dass sie dies selbst nicht wollte, und dass es für sie sehr belastend gewesen sei. Sie habe einer weiteren (dritten) Schwangerschaft nur unter der Voraussetzung zugestimmt, dass keine PND mehr durchgeführt würde. Die Familie war einverstanden. Nach der Geburt wurde festgestellt, dass das Kind an Thalassämie leidet. Im Alter von 15 Monaten wurde bei dem Kind auf Kosten des Staates eine Knochenmarktransplantation in Italien durchgeführt. Spender war wie bei P 12 das ältere Geschwisterkind. Das jüngere Kind ist jetzt gesund. Die Frau vertrat die Meinung, dass man auch einen *ungeborenen* Menschen nicht töten dürfe. Heute sind beide Eltern gegen die Abtreibung eines kranken Kindes, auch nachdem sie die gesamte Problematik als Eltern eines kranken Kindes aus eigener Anschauung beurteilen können.

3.5.3.4 Bewertung und Reflexion

In der Studie haben elf von 14 Paaren Kinder. Eine Teilnehmerin (F 4) war zum Zeitpunkt des Interviews schwanger. Alle Paare, die Schwangerschaften hinter sich hatten, mussten sich im Verlauf damit auseinandersetzen, ob sie sich für oder gegen eine PND und im Falle eines auffälligen Untersuchungsbefundes für oder gegen einen Schwangerschaftsabbruch entscheiden sollten.

Zehn Paare ließen bei jeder Schwangerschaft pränatale Untersuchungen durchführen. Ihr Hauptargument war, eine gesunde Familie gründen zu wollen. Vier Paare entschieden sich deshalb auch für einen Schwangerschaftsabbruch. Zwei Paare (P 11 und P 12) bekamen trotz des auffälligen Ergebnisses der PND jeweils ein krankes Kind. P 11 lehnte Abtreibungen grundsätzlich ab, M 12 entschied sich aus religiösen Gründen für das kranke Kind. Es konnte in den Interviews nicht vollständig geklärt werden, warum diese Paare überhaupt eine PND durchführen ließen, die ja ein gewisses Risiko für das ungeborene Kind darstellt (s.u.). Zwei Paare (P 9 und P 10) entschlossen sich bei mindestens einer Schwangerschaft gegen eine PND. P 9 brach die zweite Schwangerschaft nach auffälliger PND wegen familiären Drucks. In Folge entschied sich P 9 für eine weitere Schwangerschaft nur unter der Voraussetzung, dass keine PND und keine Schwangerschaftsabbrüche durchgeführt würden. In dieser Familie änderte sich also die Einstellung zur PND. Diese Änderung der Bewertung einer PND begründete das Paar vor allem durch die eigenen negativen Erfahrungen eines Schwangerschaftsabbruchs. Für Paar 10 kam ein Schwangerschaftsabbruch grundsätzlich nicht in Frage. Deswegen wollte P 10 das Risiko, bei der PND den Fötus zu schädigen, nicht eingehen. Nach der Geburt eines kranken Kindes verzichtete die Partner sie auf weitere Schwangerschaften.

Die Frage, ob man sich für oder gegen einen Abbruch entscheidet, kommt zwangsläufig auf alle Paare zu, die bei der PND ein auffälliges Testergebnis erhalten. Bei vier Familien war dies zufällig niemals eingetreten. Acht Paare waren jeweils mit mindestens einem kranken Kind schwanger. Vier davon (P 2, P 4, P 5 und P 8) entschieden sich aufgrund der Diagnose Thalassämie für einen Schwangerschaftsabbruch. Hauptmotivation war der Wunsch, nur gesunde Kinder zu bekommen. Die anderen vier Familien (P 9, P 10, P 11 und P 12) entschieden sich aus religiösen, moralischen und emotionalen Gründen für ein krankes Kind. Zwei von ihnen entschieden sich dennoch zuvor für PND. Sie wollten informiert sein, ob die Kinder krank seien. Sie begründeten dies damit, sich seelisch und fachlich auf die Erkrankung und die erforderlichen Therapieoptionen vorbereiten zu wollen. Einerseits besteht so das geringe Risiko der Fruchtschädigung während der Zellentnahme, andererseits kann es zur Beruhigung der werdenden Eltern beitragen, wenn sie frühzeitig den Status des Kindes kennen. Dies ermöglicht es ihnen, Kontakt mit anderen Betroffenen aufzunehmen und Erfahrungen auszutauschen. Diese Paare hatten nicht vor, die genetische Information für einen Schwangerschaftsabbruch zu nutzen. Bei den anderen beiden Paaren war entweder das Risiko, den Fötus durch die PND zu schädigen, oder der emotionale Druck wegen vorausgegangener Abbrüche der Grund für ihre Entscheidung gegen die Diagnostik. Ein bemerkenswerter Zufall ist die Tatsache, dass im Rahmen dieser Studie nur zwei Paare bei jeweils einer Schwangerschaft keine PND durchführen ließen, und dass in beiden Fällen der Föten erkrankt war. Die Wahrscheinlichkeit, dass wie in den vorliegenden Fällen beide Kinder Thalassämiker sind, beträgt rechnerisch nur 6,25 %.

3.6 Diskriminierung

In diesem Auswertungsteils soll untersucht werden, inwieweit Zyprioten sich wegen ihres genetischen Status diskriminiert fühlen. Die *erste Gruppe* besteht aus Teilnehmern, die nach der Bekanntgabe ihres genetischen Status bzw. ihrer Entscheidung für ein krankes Kind keine Diskriminierung gespürt haben. In der *zweiten Gruppe* werden diejenigen zusammengefasst, die sich entweder als Thalassämiker diskriminiert fühlen oder als Carrier eine Diskriminierung gegen Erkrankte bestätigen können. Die Gruppe C umfasst alle Carrier, die sich wegen ihres eigenen genetischen Status diskriminiert fühlen. Abschließend besteht die *Gruppe D* aus Eltern von kranken Kindern, die sich wegen ihres Kindes diskriminiert fühlen oder anderen Interviewten, die meinten, dass diejenigen Zyprioten, die sich für ein krankes Kind entschieden haben, diskriminiert würden.

3.6.1 Gruppe A: Keine Diskriminierung

Zu der Gruppe gehören die vier Paare dieser Studie, die sich in keiner Weise diskriminiert gefühlt haben. Die Paare P 3 und P 5 haben klinisch gesunde Kinder bzw. Kinder mit Carrier-Status (siehe Tabelle 2). Das vierte Paar erwartete zur Zeit des Interviews sein erstes Kind, das laut der durchgeführten PND gesund sei. Das elfte Paar aus Gruppe A hat drei Kinder, davon ist eines krank. Die Mutter (F 11) dieses kranken Jungen spürt jedoch keine Diskriminierung. Sie ist eine starke Frau, und während des Interviews wurde deutlich, dass sie zu ihrer Entscheidung steht. Sie ist gegen eine Abtreibung und entsprechend entscheidet sie für ihre eigene Familie. Deswegen solle ihre Umgebung ihre Entscheidung ebenfalls akzeptieren, was nach ihren Angaben auch geschehe:

> „Als das Kind zur Welt kam, konnte mich kein Mensch mehr kritisieren. Es war schon ein Baby, ein Mensch. Sie akzeptierten meine Entscheidung, unabhängig von ihrer Meinung, ob sie diese für richtig halten oder nicht“ (F 11, S. 5, Z. 1-5).

Zu Gruppe A gehörten noch zwei Teilnehmer, die, im Gegensatz zu ihren Partnern, keinen sozialen Druck spürten: der Mann von Paar 7 und die Frau (F 14) des einzigen Thalassämikers der Studie. M 7 berichtete: „Ich wurde nicht diskriminiert. Es kann auch an meinem Charakter liegen. Ich habe nämlich keine Komplexe“ (M 7, S. 5, Z. 42).

3.6.2 Gruppe B: Diskriminierung gegen Thalassämiker

In Gruppe B gehören die Carrier, die Diskriminierung gegen Thalassämiker bestätigen bzw. vermutet haben, und die beiden Thalassämiker (F 13, M 14) dieser Studie. Der Mann von Paar 10 hat eine kleine Tochter, die nicht mit PND untersucht worden ist. Bei der Untersuchung nach der Geburt wurde festgestellt, dass sie krank ist. M 10 spürt keine Diskriminierung gegen sich selbst, aber er glaubt, dass sein Kind dies später spüren werde. Er betonte: „Thalassämie ist eine Krankheit, die mein Kind später bewältigen soll. Andere soziale Schwierigkeiten gibt es nicht für uns als Eltern, sondern wahrscheinlich für sie, die später im Nachteil sein wird" (M 10, S. 4, Z. 16-18).

Bei Paar 13, einem Carrier und einer Thalassämikerin, glaubte er (M 13), dass Kranke diskriminiert würden. Seine Frau (F 13) meinte, dass Thalassämiker diskriminiert würden, aber selbst habe sie dies nicht erlebt. Bei ihr waren die Symptome der Krankheit kaum zu erkennen. Sie war eine sportlich aktive Frau mit positiver Lebenseinstellung. Sie hatte studiert und eine angesehene berufliche Position. Sie berichtete, dass sie immer versucht habe, so gut zu sein wie alle in ihrem Alter. Auch auf sportliche Tätigkeiten, von denen ihr abgeraten wurde, hatte sie nicht verzichtet. Sie sagte, dass sie einen selbst erzeugten Druck verspüre. Sie wolle der Umgebung beweisen, dass sie nicht im Nachteil sei, nur weil sie diese Krankheit habe.

> „Ich glaube nicht, dass die Gesellschaft uns zur Seite schiebt, aber ich spüre einen Druck. Diesen persönlichen Druck. Einiges, was eine gesunde Person bei der Arbeit, oder zu Hause, oder bei Freunden, sich nicht zumuten sollte, ich spüre diesen innerlichen Druck; [--] ich muss es schaffen, um das Gegenteil zu beweisen" (F 13, S. 7, Z. 9-13).

Sie beschrieb außerdem einen Druck im Berufsleben. Selber habe sie das nicht erlebt, aber erzählte:

> „Bezogen auf die Arbeit gibt es einige, die wegen ihrer Krankheit sehr viele Probleme haben. Sie haben nicht genug Chancen beruflich, weil die meisten sie sehen und denken, wo will er eigentlich arbeiten gehen, so krank wie er aussieht" (F 13, S. 6, Z. 47-50).

Sie spürt aber auch Mitleid und sieht, wie ihre Situation die Menschen verunsichert.

> „Ich sehe in ihren Augen, wie sie mich irgendwie analysieren; sie überlegen sich, ob ich mit meiner Krankheit eine Leistung, die mir gerade angeordnet wurde, brin-

> gen kann. Ja, ich spüre manchmal diesen Druck. Aber nur bei der Arbeit. In keiner anderen sozialen Umgebung. Da habe ich nie Diskriminierung gespürt" (F 13, S. 7, Z. 16-24).

Der einzige Thalassämiker (M 14) war ebenso der Meinung, dass Diskriminierung im beruflichen Milieu vorhanden sei. Er fühlte sich aber auch in seiner Kindheit stark diskriminiert und wurde von seinen Mitschülern ausgegrenzt. So berichtete er: „Als ich noch ein Kind war, [--] haben meine Mitschüler immer behauptet, dass ich beim Fußball schnell müde wurde, nur weil ich krank war" (M 14, S. 1, Z. 47-48). Ihm zufolge hätten die Kranken auf Zypern nicht die gleichen Möglichkeiten bzw. Chancen wie die Gesunden. Früher sei es jedoch noch schlimmer gewesen: „Früher, als Thalassämiker, warst du verurteilt" (M 14, S. 5, Z. 35). Heute fühle er sich nicht mehr diskriminiert. Er vermutete, dass Thalassämie auf Zypern sehr verbreitet sei, und es in jeder Familie Kranke oder Carrier gebe; deswegen seien die Zyprioten gut informiert über die Krankheit, und die Diskriminierung sei auch weniger stark ausgeprägt als früher.

3.6.3 Gruppe C: Diskriminierung gegen Carrier

Die Interviewten in Gruppe C fühlten sich als Carrier diskriminiert bzw. verspürten einen familiären Druck. Zwei männliche Teilnehmer (M 2 und M 8) meinten, dass die Diskriminierung in den 1980er Jahren deutlich vorhanden gewesen sei. Die Zyprioten waren damals kaum informiert über Thalassämie. M 2 äußerte: „Heute gibt es keine Diskriminierung. Meine Meinung ist, dass davon gar nicht die Rede sein kann" und „heutzutage sind wir auf Zypern in einer Phase, wo Carrier zu sein, ganz normal ist, etwas Alltägliches" (M 2, S. 9, Z. 7-8 und 13-14). Im Gegensatz dazu behauptete seine Frau (F 2), dass die Diskriminierung heute nach wie vor gegenüber Carriern zu spüren sei: „Es gibt heute auch Zyprioten, für den wir anders sind. Sie behaupten, dass du vielleicht blass bist, weil du Carrier bist. Das stimmt aber nicht" (F 2, S. 7, Z. 26-28).

Vier Teilnehmer bestätigten, dass sie den Druck und die Diskriminierung in ihren eigenen Familien spürten. Dies betonte Paar (P 1) und erzählte, die Eltern seien nicht davon begeistert gewesen, dass beide Carrier seien. F 1 sagte:

> „Sozialen Druck, in dem Sinne dass z.B. das Krankenhaus dich dazu zwingt, irgendwas zu machen, gibt es nicht. Ich wurde sagen, dass wir eher familiären Druck

auf Zypern spüren; weil die meisten Zyprioten religiös sind. Und sie behaupten, dass ein Schwangerschaftsabbruch eine Sünde ist, etwas Schlechtes, und man kommt deswegen in die Hölle. Das einzige, dem ein Paar gegenübertreten muss, ist eigentlich die Familie und der Druck, den sie ausübt, dein Schicksal [gemeint ist: Konsequenzen wie z.B. die Geburt eines kranken Kindes oder der Verzicht auf Nachkommen] zu akzeptieren“ (F 1, S. 6, Z. 24-33).

Trotzdem habe die Familie nicht versucht, das Paar auseinander zu bringen.

Ähnlich habe die Familie von M 8 auf die Tatsache, dass die Partnerin ihres Sohnes ebenfalls Carrier sei: „Sie haben es nicht akzeptiert“ (M 8, S. 2, Z. 9), erzählte er. F 8 berichtete, dass ihre eigene Familie gar nicht wusste, worum es bei dieser Krankheit ginge. Sie berichtete: „Meine Eltern wussten nichts über Thalassämie. Sie haben wegen der Partnerschaft mit einem Carrier negativ reagiert“ (F 8, S. 2, Z. 20).

3.6.4 Gruppe D: Diskriminierung von Eltern kranker Kindern

In Gruppe D gehören drei der vier Paare, die sich für ein krankes Kind entschieden haben, und ein Paar (P 6), das trotz gesunder Kinder überzeugt ist, dass diese Art der Diskriminierung, nämlich gegen Eltern von kranken Kindern, bestehe.

Paar 9 hat ein krankes Kind. Die Mutter F 9 fühlte sich stärker diskriminiert als andere Befragte, besonders bei ihren Krankenhausbesuchen zur Therapie ihres Kindes:

„... Der Rest meiner Bekannten [--], als das Kind zu Welt kam, und sie fragten mich und ich antwortete, dass es krank ist ... [Schweigen] Aber ich bin von den Ärzten auch enttäuscht. Als ich mit meinem Kind zum Krankenhaus ging, um einen DNA-Test zu machen, war da eine Krankenschwester und fragte, warum ich es zu Welt gebracht hatte. Ich habe geantwortet, dass ich es wollte [...] und sie sagte einfach: ‚Weißt du, dass du dafür verantwortlich bist?‘ Ich sagte, wir sind nicht für alles verantwortlich. Ihr Verhalten war mir gegenüber nicht korrekt. Sie hat mich dazu gebracht, dass ich Schuldgefühle wegen meinem Kind bekommen habe, obwohl ich mich schon dafür entschieden hatte. Das Kind ist zur Welt gekommen, sollte ich es umbringen? Aber auch heute, wenn das Kind krank ist, und ich zum Arzt muss, und ich sage, dass sie eine Transplantation hinter sich hat, und dass sie darauf achten müssen. Sie fragen warum, und ich antworte, dass sie Thalassämikerin war, und sie fragen, warum ich keine Pränataldiagnostik durchgeführt habe. Das ist ihre Reaktion. Das stört mich“ (F 9, S. 5, Z. 44-50, S. 6, Z. 1-2).

Über ähnliche Reaktionen berichtete auch F 10, Mutter eines weiteren kranken Kindes:

> „Ich fühlte stark diese Diskriminierung, vor allem am Anfang als meine Tochter noch klein war. Wir sind zum Krankenhaus gefahren, und sie weinte, weil sie es nicht verstehen konnte [...], ich konnte diese Diskriminierung an den Augen und den Aussagen vieler Menschen erkennen. Jedes Mal, wenn ich zum Krankenhaus gefahren bin, musste ich die gleichen Fragen bewältigen. Wussten sie es nicht, haben sie sich nicht untersuchen lassen? Ich fühlte immer diese Diskriminierung, wieso ich dieses Kind zu Welt brachte" (F 10, S. 4, Z. 24-29).

Sie sagte, dass sie an ihrem Arbeitsplatz nicht darüber spreche, dass ihr Kind krank sei. Sie wolle keine Diskriminierung, aber auch kein Mitleid. Darüber spreche sie nur im engen Freundeskreis.

Das Paar 12 hat ebenfalls einen kranken Sohn. Beide Eltern spürten Diskriminierung, und der Vater erzählte, wie eine Bekannte heftig mit ihm diskutiert habe, weil er sich für dieses Kind entschieden und nicht daran gedacht habe, dass er damit dieses Kind leiden lasse. Er sei sehr religiös und berichtete, dass Menschen, die das wissen, auch seine Entscheidung verstünden. „Wenn ich jemandem erzähle, dass meine Entscheidung für mein krankes Kind auf meinem religiösen Glauben basiert, traut sich keiner etwas dagegen zu sagen. Du lässt keine Kritik zu" (M 12, S. 8, Z. 31-33). Er war der Meinung, dass man nur dann offen diskriminiert werde, wenn man es zulasse, und das tue er nicht. Mit seiner entschiedenen Haltung zeigte er, dass er seine Entscheidungen auch im Nachhinein für richtig halte und nicht von ihnen abweiche. Er wollte dieses Kind zur Welt bringen, weil er es für richtig gehalten habe, und er verlangte von der Umgebung, dass sie ihn verstehe. Er glaubte, dass der Grund für eine eventuelle Kritik darin liege, dass die Zyprioten nicht gut über die Krankheit informiert seien. Er habe zwar Kritik bekommen, aber so sporadisch, dass er sie nicht als störend bzw. als belastend empfinde. Seine Frau (F 12) spüre nicht nur die Diskriminierung, weil sie sich für das Kind entschieden haben, sondern sie fühle sich auch als Carrier anders. Sie fühle sich manchmal körperlich schwach und sei sich deswegen ihres genetischen Status sehr bewusst.

Das Paar 6 hat zwei gesunde Kinder. Sie waren der Meinung, dass Diskriminierung nicht gegen Carrier, sondern gegen Kranke und deren Eltern deutlich ausgeprägt sei: „Diskriminierung gibt es nicht gegen Carrier, weil das Problem nicht sichtbar ist. Diskriminierung ist gegen den Thalassämiker" (M 6, S. 5, Z. 31-32). Und seine Frau ergänzt:

„Zum Thema Diskriminierung: andere Paare, die kranke Kinder haben, werden schief angesehen werden. Für uns, als Carrier mit gesunden Kindern, gibt es kein Problem. Aber in der Gesellschaft gibt es das Problem der Diskriminierung. Andere, die kranke Kinder haben, werden nicht unterstützt oder werden herablassend behandelt. Das gibt es wirklich“ (F 6, S. 6, Z. 15-19).

3.6.5 Bewertung und Reflexion

Die meisten Carrier fühlen sich nicht persönlich diskriminiert. Carrier unterscheiden sich von Nicht-Carriern vor allem aufgrund ihres genetischen Merkmals. Carrier zeigen keine bzw. allenfalls eine leichte Symptomatik, sie sind daher äußerlich nicht bzw. kaum auffällig. Eine Diskriminierung kann folglich nur durch Personen erfolgen, die das Testergebnis kennen.

Bei den Carriern, die Druck verspüren, entsteht dieser vor allem in ihren eigenen Familien. Die Eltern, die gegen die Partnerschaft waren, fürchteten die Konsequenzen für die Kinder. Sie waren nicht gegen den Partner als Person, sondern gegen die Tatsache, dass das Risiko besteht, dass der Nachwuchs an Thalassämie leidet. Die einzige Alternative dazu wäre ein von ihnen moralisch abgelehnter Schwangerschaftsabbruch. Für ihre Enkelkinder wünschen sie sich alle Gesundheit. Möglicherweise diskriminieren diese Familien aber auch selbst kranke Menschen und stellen sich deshalb gegen ein solches Kind.

F 10 berichtete, dass sie nicht über ihren Carrier-Status und die Krankheit ihres Kindes spreche. Das sei etwas Privates, und sie wolle nicht mit jedem darüber sprechen. Es stellt sich die Frage, ob sie es wirklich als etwas Privates empfindet, oder ob sie sich vor Diskriminierung fürchtet.

Ein Teilnehmer (M 12) mit einem kranken Sohn glaubt, dass man nur dann diskriminiert wird, wenn man es durch seine Haltung zulässt. Er war sehr religiös, und es ist für Zyprioten selbstverständlich, dass diese Menschen sich nicht für einen Schwangerschaftsabbruch entscheiden können. Die Kirche verbietet es, deswegen bleibt den Gläubigen keine Wahl. Dass ein Mann mit so starken Überzeugungen sich nicht kritisiert oder ausgegrenzt fühlt, ist nicht verwunderlich.

Der Thalassämiker in der Studie (M 14) erlebte in seiner Kindheit eine starke Diskriminierung. Heutzutage sei Diskriminierung aber nur noch im beruflichen Bereich ausgeprägt. Da der charakteristische Thalassämie-Phänotyp bei ihm ausgeprägt sei, und er keine Berufsausbildung abgeschlossen habe, vergrößere sich dieses Problem noch mehr. Eine Diskriminierung in der Arbeitswelt lässt allerdings darauf schließen, dass sie auch in anderen Lebensbereichen besteht, aber vom Interviewpartner entweder nicht entsprechend wahrgenommen oder bewusst negiert und ausgeblendet wird.

Thalassämie ist angeboren, und so sind die Thalassämiker für ihre Krankheit nicht „verantwortlich". Sie müssen aber ein Krankheitsverständnis entwickeln und eine Krankheitsverarbeitung leisten. Diejenigen, die gegen die Krankheit ankämpfen und versuchen, ein normales Leben zu führen, erleben Vorteile gegenüber anderen Kranken und weniger Nachteile im Vergleich zu Gesunden. Je selbstbewusster die Befragten dieser Studie mit Thalassämie umgingen (z.B. F 11, M 7, F 13, M 12), umso weniger erlebten und spürten sie Diskriminierung in Gesellschaft oder Gesundheitssystem.

Die Interviews zeigen, dass sich vor allem die Mütter von kranken Kindern direkt diskriminiert fühlen oder diskriminiert werden. Sie gaben an, dass sie besonders bei ihren Krankenhausbesuchen, z.B. wegen der erforderlichen Therapie, diskriminiert würden. Die zugehörigen Ehemänner berichteten dies seltener. Das liegt entweder daran, dass die Mutter vielleicht allein mit ihrem Kind zur Therapie erscheint, oder daran, dass Ärzte und Personal vermuten, dass die Entscheidung für das Kind bei der Mutter lag. Zypriotische Mütter könnten aber auch sensibler in Bezug auf Diskriminierung ihrer Kinder und die damit verbundene Kritik reagieren als die Väter.

Einige Befragte (F 8, M 12, M 13) vermuteten, dass der Hauptgrund für Diskriminierung gegenüber Thalassämikern die Unkenntnis über die Erkrankung ist. Eine Teilnehmerin (F 13) berichtete aus persönlicher Erfahrung, dass es Zyprioten gebe, die glauben, Thalassämiker könnten keine Kinder bekommen, oder dass die Krankheit ansteckend sei. In einigen Fällen wurden auch Formen des Mitleids als Diskriminierung eingeschätzt und entsprechend negativ erlebt.

Andere Interviewpartner (M 2 und M 8) dagegen vermuteten, dass heutzutage keine Diskriminierung vorhanden sei, weil die meisten Zyprioten jetzt über Thalassämie gut informiert seien. Das liege sowohl an der Pflichtuntersuchung und der Beratung, die alle Carrier nach dieser Untersuchung bekommen, als auch an Informationen aus den Massenmedien. Zudem weisen Thalassämiker in vielen Fällen keine äußeren Krankheitszeichen oder Behinderungen auf und haben in den letzten Jahren bewiesen, dass sie genauso studieren und Familien gründen können, wenn sie die verbesserten Therapieangebote konsequent nutzen und einhalten.

4 Diskussion

4.1 Aufklärung

Alle Einwohner Zyperns, die selbst Carrier sind und sich für einen Carrier bzw. Thalassämiker als Partner entscheiden, sollen im Rahmen des Programms zur Bekämpfung der Thalassämie über die Bedeutung ihres eigenen Carrier-Status und über Reproduktionsrisiken und -alternativen informiert werden. Wenn Zyprioten sich freiwillig in einem Privatlabor genetisch untersuchen lassen, werden sie von dem leitenden Arzt nicht immer über die Bedeutung eines positiven Ergebnisses aufgeklärt. Andere berichten, dass sie während der ärztlichen Schulbesuche untersucht und über die Bedeutung der Befunde gut informiert worden seien. Die Ratsuchenden, die im Rahmen einer „vorehelichen Bestätigung" in einem Krankenhaus kostenlos über ihren Carrier-Status aufgeklärt werden, werden für den Fall, dass der Partner ebenso Carrier ist, zusätzlich über weitere relevante Themen informiert. Die Ärzte haben sich auf Thalassämie und ihre Therapie spezialisiert und führen das Programm zur Bekämpfung der Thalassämie auf Zypern aus.

Die Teilnehmer dieser Studie, die ihren genetischen Status vor Beginn der Partnerschaft kannten, erhielten keine zusätzlichen Informationen. Sie gaben bei den Ärzten an, dass sie bereits darüber informiert seien, entweder weil sie Kranke in der Familie hatten und die Problematik bekannt war oder weil sie sich aus eigenem Interesse mit der Krankheit und dem Carrier-Status auseinandergesetzt haben.

4.1.1 Welche Mängel liegen bei der Aufklärung im Rahmen des Gesundheitsprogramms auf Zypern vor?

Diese Studie weist auf mögliche Defizite in der Aufklärungspraxis und im Themenspektrum der Beratung hin. Die Teilnehmer wurden zwar über die Problematik des Carrier-Status informiert, ebenso darüber, welche Schwierigkeiten sie in der Zukunft bewältigen müssen und welche Alternativen es für die Gründung einer gesunden Familie gibt, aber kein Betroffener wurde über mögliche Vorteile des Carrier-Status aufgeklärt. Davon berichtete nur eine Teilnehmerin, die sich während ihrer Studienzeit in London freiwillig untersuchen ließ und dort über die Resistenz der Carrier gegen die Krankheit Malaria informiert wurde.

In England wurde in einer Studie die Auswirkung einer positiven Nachricht bei der Bekanntgabe des genetischen Status untersucht. Ein Teil der Betroffenen wurde davon in Kenntnis gesetzt, dass ihr genetischer Status einen gewissen Schutz vor Malaria und koronaren Herzkrankheiten bietet. Alle Teilnehmer, die diese Informationen erhalten hatten, sprachen sich dafür aus, diesen positiven Effekt zusammen mit den Nachteilen des Carrier-Status zu erwähnen. Jedoch kommt Malaria derzeit in Europa selten vor, und bei jungen Menschen ist die Gefahr, an Herzkrankheiten zu erkranken, gering. Für die meisten ist diese Information deshalb in dem Moment weniger relevant. Trotzdem waren alle Befragten weniger besorgt und ängstlich im Vergleich zu denen, die nur über die Nachteile unterrichtet wurden [Karetti et al. 2004].

Diese positiven Informationen sollten im Rahmen der Beratung auf Zypern deshalb ebenfalls vermittelt werden. Die Betroffenen werden dadurch möglicherweise die Information über ihren genetischen Status positiver aufnehmen und ihren Status insgesamt besser verarbeiten.

In großen Studien wurde nachgewiesen, dass abhängig von der diagnostischen Methode Fehldiagnosen bei der genetischen Untersuchung auf Thalassämie vorkommen [Old et al. 2000, Petrou et al. 2000]. Dies führte in einer Reihe von Fällen zur ungewollten Geburt kranker Kinder. Im Jahr 2000 konnte in Großbritannien die Frequenz von Fehldiagnosen auf 0,41 % reduziert werden. Das lag daran, dass wie auf Zypern die Technik des ARMS (Amplication Refractory Mutation System) verwendet wurde, eine genauere und sicherere Methode [Old et al. 2000]. Auf Zypern sind seit 1991 zwei vorgeburtliche Fehldiagnosen vorgekommen [Hadjiminas 2004]. Keiner der Teilnehmer dieser Interviewstudie berichtete, dass dieses Risiko einer genetischen Fehldiagnose im Rahmen der Aufklärung erwähnt wurde. Dies stellt somit ein weiteres Defizit der Aufklärung dar. Es stellt sich die Frage, inwieweit die zuständigen zypriotischen Ärzte neutral und objektiv bei der Beratung bezüglich der Risiken und Alternativen einer solchen Partnerschaft sind.

Verschiedene Meinungen werden zum Thema „autonomy and duty to help“ vertreten. Autonomie sollte allerdings ein wesentlicher Baustein jedes genetischen Programms sein, und „human dignity and human rights“ sollten immer respektiert werden. Es wurde bereits angedeutet, dass

> „the duty to help in genetics is said to be of a different kind because the aim is not to effect a cure but to provide information which may be important in facilitating the empowerment of people to think for themselves and take charge of their lives“ [Chadwick et al. 1998, S. 263].

Pflicht eines jeden Beraters ist also, die genetischen Informationen den Ratsuchenden zu vermitteln, ohne dabei direktiv oder beeinflussend zu werden. Die Betroffenen müssen autonom die Entscheidungen entsprechend ihren persönlichen moralischen und ethischen Werten treffen können [Davis 1998, Langfelder-Schwind et al. 2005].

In der vorliegenden Studie berichteten 13 von 14 Paaren, dass die Aufklärung ihre Entscheidungen nicht beeinflusst habe. Sie wurden zu den relevanten Themen beraten und durften selbst entscheiden. Bei einem Paar schien die Beratung nach Betrachtung der Autorin nicht objektiv gewesen zu sein. Das Paar selbst war zufrieden, aber die Ärzte hatten bei der entsprechenden Beratung versucht, die Betroffenen zu einer PND bzw. indirekt zu einem Schwangerschaftsabbruch zu überreden. Das Paar fand dies nicht aufdringlich oder übergriffig, weil es akzeptierte, dass die Ärzte die Beherrschung der Thalassämie auf Zypern als Ziel vor Augen haben.

In einem Screening-Programm im Iran wurde berichtet, dass heterozygoten Thalassämikern im Rahmen der vorehelichen Aufklärung unter anderem die Alternativen „nicht diesen Partner zu heiraten“ oder „keine Kinder zu bekommen“ nahegelegt wurde. Sie wurden direkt beeinflusst und die Freiheit, autonom entscheiden zu können, war dabei eingeschränkt [Karimi et al. 2007]. Ähnliche Berichte von zypriotischen Teilnehmern dieser Studie liegen nicht vor.

Das Programm zur Beherrschung der Krankheit Thalassämie wurde eingeführt, um die Geburten von kranken Kindern und damit das Leid der Familien zu reduzieren. Die finanzielle Last für die Gesellschaft war ein entscheidender Grund zur Durchsetzung der Pflichtuntersuchung zur Identifikation des genetischen Status der Zyprioten. Ein solches Ziel kann vollständig nicht unter absoluter Autonomie der Betroffenen erreicht werden. Eine Pflichtuntersuchung schränkt allerdings die Entscheidungsfreiheit und in diesem Fall insbesondere das Recht auf Nichtwissen ein [Hildt 2009].

Nach Chadwick et al [1998] könne eine humangenetische Aufklärung nicht vollständig neutral bleiben; der Versuch, neutral zu bleiben, müsse für die Betroffenen kalt und nicht empathisch erscheinen. Das einzige Paar, das von einer quasi erzwungenen Entscheidung berichtete, behauptete, dass es bei der ersten Schwangerschaft 1984 auf Druck der Ärzte einen von ihnen nicht gewollten Schwangerschaftsabbruch durchführen lassen sollte. Die Betroffenen gaben an, dass ihnen nicht die Möglichkeit einer individuellen Entscheidung angeboten wurde. Die Aussage ist allerdings kritisch zu beurteilen, weil diese Familie über eine weitere, dann gewünschte Abtreibung berichtete. Sie wollten gesunde Kinder bekommen und entschieden sich im zweiten Fall selbst gegen einen weiteren kranken Fötus.

Die Tatsache, dass die Aufklärung im Rahmen eines Programms mit bestimmten gesundheitspolitischen Zielen stattfindet, unterstützt die These, dass die zuständigen Ärzte nicht objektiv sein könnten. Sie überreden die Betroffenen nicht, aber versuchen indirekt, ihre Entscheidungen in eine bestimmte Richtung zu beeinflussen. Das bestätigt auch Holtzman. Er berichtete, dass die ärztlichen Berater nicht komplett neutral seien. Die Paare, die sich freiwillig beraten ließen, suchten geradezu nach Ratschlägen und Bewertungen, um ihnen bei ihren wichtigen Entscheidungen zu helfen. Das Ziel, nicht-direktiv zu beraten, würde also von vielen Paaren gar nicht gewünscht. Die Möglichkeit aber, eigene Ratschläge einzubringen, führe wiederum dazu, dass mehr als die Hälfte der Ratsuchenden den Eindruck gewönnen, die Berater wüssten, was in ihrer Situation richtig und gut wäre, und dass eine Beeinflussung in dieser Richtung stattfände [Holtzman 1998, vgl. S. 408].

4.1.2 Welche Vorteile bietet die genetische Aufklärung auf Zypern im Vergleich zu Programmen anderer Länder?

In der vorliegenden Studie zeigte sich die Mehrheit der Teilnehmer mit der erhaltenen Beratung und Aufklärung zufrieden. Die Paare, die über Defizite und Unvollständigkeit klagten, haben in der Anfangsphase des Programms geheiratet (1983 bis 1986). Dies weist auf eine Verbesserung des Programms im Laufe der Zeit hin und auf das größere Interesse der Bevölkerung an Thalassämie. Ein neu eingeführtes Programm bzw. Projekt ist anfangs häufig noch nicht ausgereift. Seit der Einführung des Programms spezialisieren sich immer mehr Ärzte auf die Thematik. Die Betroffenen werden besser informiert, Medien sind aktiver, und das eigene Interesse steigt, sodass heute nicht dieselbe Unwissenheit wie in den 1980er Jahren herrscht [Hadjiminas 2004]. Dies trägt dazu bei, dass die Betroffenen sich nicht mit einer unbekannten Problematik auseinandersetzen müssen und es nicht mehr so mühsam ist, innerhalb der Beratung Verständnis zu erreichen.

In anderen Ländern wurde festgestellt, dass Schwangere die PND für verschiedene Krankheiten in Anspruch nehmen, ohne die Konsequenzen und die Bedeutung eines positiven oder negativen Ergebnisses zu verstehen. Sie werden nicht ausführlich darüber aufgeklärt. Bei nach England Auswanderten, die ein hohes Risiko für Thalassämie haben, wurden die Kenntnisse über diese Krankheit als niedrig eingestuft [Atkin und Ahmad 1998]. Die praktizierenden Ärzte bieten oft eine PND an und „erwarten" von den Betroffenen bei positivem Ergebnis eine Entscheidung für einen Abbruch der Schwangerschaft.

Eine weitere Arbeit präsentiert die Einstellung der praktizierenden Ärzte über ihre eigene Rolle bei dem „prenatal genetic service" bei zystischer Fibrose, Sichelzellanämie und Thalassämie in Großbritannien.

> „GP's perceive that they lack the confidence to provide basic prenatal genetic advice to women at risk of the commonest recessive disorders, with particularly low confidence where the couple both carry thalassaemia. A significant knowledge gap was demonstrated by the poor awareness of the importance of rapid referral to prenatal diagnostic services" [Qureshi et al. 2006, S. 106].

Die meisten Teilnehmer dieser Studie waren mit den erhaltenen Informationen zufrieden, die Beratung sei objektiv, verständlich und ausführlich. Für einige war sie hilfreich für die Zukunft, und ein Paar verdankt seine Zufriedenheit der Hoffnung weckenden Beratung. Sie glaubten irrtümlich, ein höheres Risiko zu haben, ein krankes Kind zu bekommen. Nur sieben von den 28 Zyprioten dieser Studie klagten über Unverständlichkeit und Unvollständigkeit der Aufklärung (siehe 3.1.2).

Vorteil eines organisierten Screening-Programms ist, dass die zuständigen und dafür ausgebildeten Ärzte Erfahrung im Umgang mit der Krankheit haben und den Paaren wichtige Informationen vermitteln können. Alle an der Studie beteiligten Paare konnten die wichtigsten Informationen über Thalassämie wiedergeben, auch wenn die Hochzeit und die dabei erhaltene Beratung viele Jahre zurücklag. Keine Aussage von Befragten weist darauf hin, dass sie Tests durchführen ließen, ohne die Bedeutung eines positiven Ergebnisses verstanden zu haben. Ein Mangel an Interesse trifft ebenfalls nicht zu.

Dies sind entscheidende Gründe für eine Reduktion der Geburt von kranken Kindern auf Zypern. Im Zeitraum von 1991 bis 2001 wurden nach Angaben von Hadjiminas [2004] lediglich 24 kranke Kinder zur Welt gebracht. Zwei davon waren durch Fehldiagnosen verursacht, die restliche 22 waren Wunschkinder.

Ahmed et al. zeigten, dass bei Pakistanis in Großbritannien mangelnde Kenntnisse über ihr Risiko und außerdem eine negative Einstellung gegenüber einer Carrier-Testung für Thalassämie vorlagen. Die Untersuchung ist dort keine Pflicht, und die Betroffenen schienen wenig besorgt. Angst vor Diskriminierung war der Hauptgrund für ihre Reaktion. In England werden ca. 17 kranke Kinder jährlich geboren, allerdings nicht auf expliziten Elternwunsch [Ahmed et al. 2002]. Die Ergebnisse der vorliegenden Studie zeigen, dass das Programm zur Bekämpfung der Thalassämie auf Zypern die Bürger so weit informiert und deren Interesse geweckt hat, dass es solche Gefahren nicht geben dürfte.

Auf Zypern ist das Programm zur Prävention der Thalassämie so weit organisiert, dass jeder Einwohner Zyperns gleichartig „behandelt" wird. Alle Carrier erhalten Informationen über ihren genetischen Status, Reproduktionsmöglichkeiten und Risiken, wenn der Partner ebenso Carrier oder Thalassämiker ist und sie noch nicht darüber aufgeklärt sind. Die Aufklärung ist objektiv und jede Entscheidung diesbezüglich liegt definitiv bei dem betroffenen Paar [Kalokairinou 2007].

In England wird Pakistanis empfohlen, wegen ihres hohen Risikos ihren genetischen Status bezüglich Thalassämie zu identifizieren. Es gibt allerdings Hinweise, dass Kommunikationsprobleme zwischen Ärzten und Personal der Screening-Programme Ungleichbehandlungen und Ungerechtigkeiten bei der Beratung und Behandlung von Betroffenen verursacht haben [Ahmed et al. 2002]. Schlecht organisierte Screening-Programme bzw. eine nicht ausführliche Aufklärung des Carrier-Status und der damit verbundenen Risiken können Missverständnisse und daraus resultierend Angstgefühle hervorrufen [Payne et al. 1997]. Solche organisatorischen Fehler sind beim Screening-Programm auf Zypern und im Rahmen der vorliegenden Studie nicht nachgewiesen worden.

In der Literatur wird kritisch berichtet, dass innerhalb von Screening-Programmen Untersuchungen routinemäßig angeboten werden und bei positivem Ergebnis ein Schwangerschaftsabbruch quasi empfohlen werde. Den Eltern werde jedoch nicht immer die Chance eingeräumt, sich über die

Krankheit zu informieren und sich eventuell für ein krankes Kind zu entscheiden [Clarke 2002]. Die Betroffenen auf Zypern sind dagegen vor der Hochzeit informiert, und nutzen diese Information für die zukünftigen Reproduktionspläne. In dieser Studie haben bis auf ein Paar alle ihre Entscheidung für oder gegen einen Abbruch aus eigenem Willen getroffen.

Präkonzeptionelle Untersuchungen werden auch international vorgeschlagen, u.a. wegen der größeren reproduktiven Möglichkeiten und Entscheidungsfreiheit:

> „The American College of Medical Genetics and the American College of Obstetricians and Gynecologists formed a Committee to coordinate the implementation of population-based CF carrier screening. They concluded that preconceptional testing should be encouraged whenever possible. Preconceptional screening has several advantages over prenatal screening, as it provides more reproductive options (avoiding a pregnancy, adoption, accepting the risk of having a child with CF, prenatal diagnosis, pre-implantation genetic diagnosis [...]) and less time constraint when decisions about prenatal diagnosis have to be made. [...]. A disadvantage of preconceptional screening is that the target group is difficult to reach in the absence of established preconceptional care services" [Poppelaars et al. 2003, S. 158].

Nachteile anderer Screening-Programme auf organisatorischer- und Einführungsebene sind auf Zypern nicht bekannt. Nach den (wegen der Teilnehmerzahl wenn auch limitierten) Ergebnisse dieser Studie herrschte bei den Zyprioten in den letzten Jahren kein Mangel an Interesse oder am Verständnis für die Problematik. Das Programm und die angebotene Leistung verbessern sich mit der Zeit. Deshalb wird der Versuch und generell das Programm für die Bekämpfung dieser Krankheit als erfolgreich anerkannt [Hoedemaekers und ten Have 1998]. Die Studie gibt Hinweise, dass organisatorische Probleme nicht mehr (oft) vorkommen. Die Mehrheit der Carrier ist vor der Hochzeit gut informiert und Entscheidungen, die getroffen werden, sind gut überlegt.

Die beteiligten Ärzte arbeiten offenbar in dem Bewusstsein, dass sie durch das gut organisierte Screening-Programm ihren Patienten helfen können und bieten somit hochwertige Leistung an [Modell et al. 1998]. Die meisten Teilnehmer sprachen mit Begeisterung von dem Programm, weil es ihnen eine „gesunde Familie" ermöglicht hat. Allerdings machten einige Teilnehmer darauf aufmerksam, dass die erhaltenen Informationen schon in einer früheren Lebensphase ausführlicher angeboten werden sollten.

4.2 Einfluss der Familie auf die Partnerschaft

Auf Zypern zeigt sich die Tendenz, dass Eltern wichtige Entscheidungen ihrer Kinder, wie beispielsweise über die Partnerschaft, versuchen zu beeinflussen. „Genetic carrier testing" und der Carrier-Status kann Konsequenzen für die Familien haben [Williams und Schutte 1997, Parsons et al. 2003]. Dies ist einer der Gründe, warum Familien verständlicherweise Einfluss auf die Partnerwahl eines Carriers nehmen wollen. Die vorliegende Studie zeigt, dass entsprechend die Hälfte der befragten Paare aufgrund ihrer Partnerwahl in ihren Familien negative Reaktionen bzw. offen ablehnendes Verhalten ausgelöst hat. Trotzdem haben sich alle beteiligten Paare für den Partner entschieden. Ob Partnerschaften auf familiären Wunsch abgebrochen werden, kann in der vorliegenden Studie aufgrund der Einschlusskriterien der Interviewpartner nicht beurteilt werden.

Bei zwölf Paaren sind beide Partner heterozygot betroffen, bei zwei Paaren sind der Partner bzw. die Partnerin an Thalassämie erkrankt und mit jeweils mit einem Carrier verheiratet sind (siehe 3, Tabelle 2). Verhalten und Reaktionen der Familien variierten von keiner Belastung oder Unruhe, Nicht nur bei Familien der Carrier mit einem erkrankten Partner gab es skeptische bis negative Reaktionen auf die Partnerschaft. Bei der Mehrheit der Teilnehmer rief jedoch die Bekanntgabe ihres eigenen genetischen Status keine Unruhe oder besondere Reaktionen hervor. Verhalten und Reaktionen der Familien wurden durch Vorerfahrungen mit Carriern oder auch Erkrankten im Umfeld und den Kenntnisstand über die Erkrankung beeinflusst. Lückenhafte Informationen und Erfahrungen und damit verbundene mangelnde Kenntnis der Problematik konnten für negative, aber auch für „neutrale" Reaktionen sorgen. Unkenntnis bewirkte oder verstärkte also offen ablehnendes Verhalten oder Sorgen in der Familie, aber förderte bei zwei Beteiligten offensichtlich auch die problemlose Akzeptanz der Partnerschaft (siehe 3.2).

Die drei Teilnehmer, ein männlicher Carrier und ein Paar, deren Familien die Partnerschaft nicht akzeptierten, ignorierten diese Einstellung und entschieden sich dennoch für ihren Partner. Bei dem Paar war die Familie sogar bei der ersten Schwangerschaft für einen letztlich nicht selbst gewollten Abbruch verantwortlich. Dieser Fall zeigt exemplarisch, dass die Familie starken Einfluss auf Entscheidungen haben kann.

Die negativen Reaktionen für die Familien sind hauptsächlich Sorgen und Traurigkeit. Bei einem Paar rief der Carrier-Status bei den Eltern Schuldgefühle hervor. Sie fühlten sich verantwortlich dafür, dass ihre Kinder mit Schwierigkeiten bei der Partnerschaft und der Familiengründung konfrontiert seien.

Drei Familien sind gegen die Ehe ihres Kindes mit einem anderen Carrier und zeigten offen ihr ablehnendes Verhalten. Es ist bemerkenswert, dass die Familien der Carrier, die sich für einen kranken Partner entschieden haben, nicht negativ auf diese Entscheidung reagierten. Was sind mögliche Ursachen für unterschiedliche Reaktionen in den befragten Familien? Hierbei spielen Kenntnisse über Thalassämie und die erschwerten Lebensbedingungen sowie eigene Erfahrungen mit der Krankheit eine entscheidende Rolle. So trugen die Erfahrungen der Eltern mit kranken Verwandten dazu bei, dass sie sich für ihre Kinder bzw. eigenen Enkelkinder eine bessere Lebensqualität ohne Einschränkungen wünschten. Ein Teil der Teilnehmer der vorliegenden Studie begründet die negative Reaktion der Eltern mit deren Unkenntnis über Thalassämie.

Nach Chen und Goodson können mangelnde Kenntnisse über eine rezessive Krankheit deren Akzeptanz in der Bevölkerung reduzieren und dadurch die Prävention erschweren [Chen und Goodson 2007].

Die Mehrheit der Generation, die vor 1983 geheiratet hat, also auch die Eltern der interviewten Paare, kannte ihren genetischen Status nicht und wurde über die Krankheit nicht informiert. Dieser Wissensmangel und möglichweise geringere oder fehlende Interesse im Vergleich zu der neuen Generation beeinflussten das Verhalten der Eltern gegenüber einer Partnerschaft ihrer Kinder mit einem Carrier oder auch einem Betroffenen.

4.3 Entscheidungsfreiheit bei der Durchführung der Tests

In vielen Ländern werden Screening-Programme für verschiedene rezessive Erbkrankheiten angeboten, die Untersuchungen sind aber nicht verpflichtend. Die Bürger haben dann die Möglichkeit, sich nach Aufklärung über die Erkrankungen und die verfügbaren genetische Tests frei zu entscheiden, ob sie an einem solchen Programm teilnehmen wollen oder nicht. Auf Zypern setzte für den Versuch, die Anzahl der neugeborenen Thalassämiker zu reduzieren, die selbstständige Orthodoxe Kirche die Pflichtuntersuchung zur Feststellung des genetischen Status auf Thalassämie durch. Jedes Paar muss vor einer kirchlichen Heirat diese Untersuchung durchführen und sich über ihren jeweiligen genetischen Status informieren lassen, um darüber eine Bestätigung, die sogenannte „voreheliche Bescheinigung“, zu erhalten. Die Ergebnisse der Untersuchungen werden in diesem Dokument nicht bekannt gegeben.

Hätte der Staat und nicht die Kirche die Pflichtuntersuchung durchgesetzt, wäre das Programm nach Meinung von zypriotischen Ärzten als „undemokratisch und gegen die menschlichen Rechte“ empfunden worden [Hadjiminas 2004]. Diese Einschätzung überrascht, da die bestehende Regelung zwar ein Umgehen der Untersuchung ermöglicht, dann aber zwingend eine – aus zypriotischer Sicht erhebliche – Einschränkung der Art der Eheschließung (nur standesamtlich) resultiert.

In der Literatur werden verpflichtende genetische Untersuchungen stark kritisiert. Es wird das Recht auf Wissen und Nicht-Wissen ebenso ins Feld geführt wie die resultierende Einschränkung der menschlichen Autonomie [Hoedemaekers 1999, Hildt 2006].

4.3.1 Freiheiten trotz Pflichtuntersuchung

Es konnte wiederholt an Beispielen gezeigt werden, dass Bevölkerungsgruppen mit hoher Auftretenswahrscheinlichkeit einer Erbkrankheit sich der gesundheitlichen Risiken aufgrund mangelnder Aufklärung oder sprachlicher Missverständnisse wenig bewusst sind [Atkin und Ahmad 1998]. Dies scheint auf Zypern nicht zuzutreffen. Wegen der hohen Inzidenz dieser genetischen Veränderung auf Zypern und des Versuchs, diese Krankheit zu eliminieren, ist die Mehrheit der Bevölkerung darüber gut informiert. Thalassämie ist auf Zypern nicht mehr nur eine individuelle Sorge, sondern ein gesellschaftliches Problem, nicht zuletzt durch die hohen Krankheitskosten. Die Zyprioten reagieren weitgehend darauf und machen sich Gedanken um ihren genetischen Status und ihre Gesundheit. Das ist einer der Hauptgründe für den Erfolg des Programms auf Zypern [Hadjiminas 2004].

Untersuchungen belegen, dass viele Mütter in Großbritannien über die große Zahl pränataler Untersuchungen, die sie durchführen lassen, wenig besorgt sind. Die Kenntnisse darüber sind dort mangelhaft und sie akzeptieren pränatale Screening-Tests z.B. zu Hämoglobinopathien, ohne die Konsequenzen wahrzunehmen [Atkin und Ahmad 1998]. Schwangere, die sich für genetische Untersuchungen entscheiden, hoffen vor allem auf eine Bestätigung, dass ihr ungeborenes Kind gesund ist – die Möglichkeit, eine Auffälligkeit festzustellen, wird dabei ignoriert [Atkin und Ahmad 1998, Tsianakas et al. 2012]. Es ist möglich, dass diese Aussage für Zypriotinnen ebenso gilt, jedoch eher für genetische Tests zur Feststellung einer Erkrankung wie z.B. Down-Syndrom, nicht für die Erbkrankheit Thalassämie. Sie werden vor der Hochzeit informiert und entscheiden sich bei einer Schwangerschaft für eine PND, wenn sie die Konsequenzen eines positiven Ergebnisses bewältigen können. In der vorliegenden Studie entschieden sich die Paare, die ein krankes Kind nicht abtreiben lassen wollten, entweder konsequent gegen die PND, oder in einigen Fällen auch dafür, um vor der Geburt eines möglicherweise kranken Kindes psychisch und medizinisch vorbereitet zu sein.

In einer Studie wurden Pakistanis befragt, inwieweit für sie die Information und die Zustimmung für einen Carrier-Test von Bedeutung seien. Danach war die Information, an einer solchen Untersuchung teilnehmen zu können, wichtig. Allerdings war ihre Einwilligung für die eigene Zufriedenheit nicht entscheidend. Die Mehrheit der Probanden wünschte sich zwar Informationen über den Test, wollte aber die Entscheidung, ob sie den Test durchführen sollten oder nicht, nicht übernehmen. Sie vertrauten ihren Ärzten und glaubten, dass diese die Berechtigung hätten, Entscheidungen über die Gesundheit ihrer Patienten zu treffen. Eine Minderheit gab an, dass sie die Entscheidung für oder gegen einen solchen Test selbst treffen wollten [Ahmed et al. 2005]. In einer ähnlichen Studie in England berichtete eine Gruppe von Schwangeren, dass sie sich verantwortlich fühlten, den Empfehlungen der Ärzte zu folgen, um gesunde Kinder zur Welt zu bringen [Tsianakas et al. 2012].

In der vorliegenden Studie fühlte sich nur eine Probandin in ihrer Entscheidungsfreiheit eingeschränkt. Sie wurde zu einer Untersuchung gezwungen. Ihr Recht, ihren genetischen Status nicht zu erfahren, wurde dabei nicht respektiert. Der Rest der Befragten vertraute den Ärzten und dem Screening-Programm. Es war ihnen bewusst, dass eine Krankheit nur dann sinnvoll eingedämmt werden kann, wenn die Mediziner und die dafür verantwortlichen Organisationen Vorgaben, z.B. in Form einer Pflichtuntersuchung setzen. Ein Screening-Programm kann die gewünschte Prävention bieten [Al-Arrayed et al. 2003], denkbar sind z.B. ein Schwangerschaftsabbruch, aber auch der bewusste Verzicht auf (leibliche) Kinder oder die Wahl eines anderen Partners. Jedem Einwohner Zyperns bleibt die Wahl, sich gegen diese Untersuchung zu entscheiden, indem er nicht oder nur standessamtlich heiratet [Hadjiminas 2004, S. 183].

Im Rahmen einer Studie im nordöstlichen Italien wurde ein Test-Programm für zystische Fibrose mit Betroffenen und ihren Eltern durchgeführt. Sie konnten entweder ihre Familienmitglieder ermutigen, sich testen zu lassen, oder die Adressen ihrer Verwandten an die Organisation weitergeben. Das Zentrum meldete sich dann bei ihnen und informierte über die Möglichkeit, aufgrund des erwarteten Risikos eine genetische Diagnostik durchführen zu lassen. Das größte Interesse an einem Test zeigten junge Verwandte mit Reproduktionsplänen in naher Zukunft und Schwangere, die direkt von ihren betroffenen Familienmitgliedern über das Risiko informiert wurden [Borgo et al. 1999]. Zyprioten müssen ihre Familien nicht über ihren genetischen Status bzw. die Möglichkeit der Diagnostik informieren. Sie sind nur verpflichtet, sich untersuchen zu lassen, wenn sie kirchlich heiraten wollen. Das Programm auf Zypern arbeitet ohne eine Informationsweitergabe durch Familienangehörige oder das Angeben von Adressen möglicher Betroffener. Dadurch sind Datenschutz, Vertraulichkeit und Schutz der Privatsphäre in höherem Maße geschützt.

Die Einführung von Screening-Programmen nimmt nicht nur die Ärzte, die über die entsprechenden Tests informieren, in Verantwortung, sondern auch die Eltern, die eine Entscheidung treffen müssen. Die Entscheidung gegen einen Test kann ebenso verantwortungsvoll getroffen worden sein wie für den Test [Hoedemaekers und ten Have 1998, S. 281]. Es kann vermutet werden, dass die Bevölkerung einen Pflichttest akzeptiert, um damit weniger Verantwortung als Gemeinschaft übernehmen zu müssen. Die Verantwortung wird vollständig auf die geringere Zahl an Merkmalträgern verschoben. Die übrigen, negativ getesteten Personen müssen sich nicht selbst mit dem Thema Carrier-Status beschäftigen. Einige Interviewte stimmten der Pflichtuntersuchung mit der Begründung zu, dass viele Zyprioten sich sonst nicht untersuchen lassen würden. So könnten auch die Einwohner Zyperns, die von selbst keine Verantwortung übernehmen wollen, dazu bewegt werden, sich mit ihrem genetischen Status und reproduktiven Entscheidungen auseinanderzusetzen. Mit der erhaltenen Information über Reproduktionsmöglichkeiten müssen die Betroffenen verantwortlich umgehen, dann würden sie durch die Geburt eines kranken Kindes keine „böse Überraschung" erleben. Eine Teilnehmerin begründete ihre Zustimmung zu der Untersuchung des genetischen Status folgendermaßen: Unverbindliche Informationen über Alternativen und Möglichkeiten zu einem Problem stellten im Vergleich zur Unwissenheit einen größeren Entscheidungsraum her und erhöhten damit die Freiheit, sich für das zu entscheiden, was man für richtig hält. Solche Optionen werden als Vorteile und Chancen des „preconceptional genetic counselling" für die betroffenen Paare beschrieben [Henneman et al. 2003, Wille et al. 2004].

Die Mehrzahl der Befragten glaubt, dass die Untersuchung ihnen und ihren eigenen Familien Vorteile bietet und ihre Freiheit in keiner Weise einschränkt. Formal besteht auf Zypern, wie vom medizinischen Personal behauptet, die Freiheit der Entscheidung. Aber können Entscheidungen gegen eine genetische Untersuchung tatsächlich frei getroffen werden?

Der soziale Druck einerseits und andererseits die Grenzen, die solche Screening-Programme haben, können dazu beitragen, dass ein Individuum nicht frei entscheidet, sondern den gesellschaftlichen Erwartungen und Erfordernissen folgt. Enthalten die Programme „propagandistische" Tendenzen und damit den Versuch, die Beteiligten zu bestimmten Entscheidungen zu drängen? Nach Hoedemaekers und ten Have [1998] zufolge führt die Betonung einer freien Entscheidung des Individuums sogar oftmals dazu, dass das Ausmaß des sozialen Drucks ignoriert und verharmlost wird.

Es stellt sich folgende Frage: Akzeptieren die Zyprioten die Verpflichtung, den Gentest durchführen zu lassen, weil sie ihren Ärzten und deren Richtlinien vertrauen, und weil sie glauben, dass die Beratung ihnen hilft, oder weil sie die Verantwortung für eine wichtige Entscheidung wie den Test nicht selbst übernehmen wollen? Würden sie ihren genetischen Status nicht kennen und die notwendigen Untersuchungen ablehnen, so würden sie für die Geburt eines kranken Kindes verantwortlich. Moralisch gesprochen könnte die bewusste Ablehnung des Tests und die Geburt eines kranken Kindes sogar als schuldhaft bezeichnet werden. Fraglich ist auch, ob die Aufklärung objektiv erfolgt und die Autonomie respektiert wird, oder ob eher der soziale Druck sie zur Einwilligung und Akzeptanz zwingt.

Vermutlich folgen die Zyprioten jedoch den Richtlinien dieses Programms hauptsächlich, weil sie überzeugt sind, dass ihnen geholfen wird. Diese Meinung wurde von fast allen Teilnehmern bestätigt. Der soziale Druck als Grund ist in einer solch kleinen Gesellschaft aber nicht auszuschließen. Dieser Druck besteht weniger in der Kritik einer Entscheidung gegen die Untersuchungen, sondern vor allem in der Diskriminierung eines krank geborenen Kindes.

4.3.2 Welche Einwohner Zyperns werden durch das Programm in ihrer Freiheit beeinflusst?

In der Literatur gibt es verschiedene Positionen zu Programmen zur Identifikation des Carrier-Status von zukünftigen Eltern und den diesbezüglichen Richtlinien. Als sehr wichtig werden dabei die Autonomie des Menschen und die individuelle Entscheidungsfreiheit eingestuft. Die Teilnehmer müssen frei und ohne Nachteile entscheiden können, ob sie teilnehmen wollen oder nicht.

Nach Dierickx war bei der Mehrheit der Eltern und Verwandten von Betroffenen mit rezessiven genetischen Krankheiten ein Screening-Programm erwünscht; dennoch sprach sich nur eine Minderheit dafür aus, dies als Pflichtuntersuchung einzubringen. Nicht alle Befragten wollten ihren genetischen Status erfahren [Dierickx 2002]. In der vorliegenden Studie befürworteten vier Fünftel der Befragten eine Pflichtuntersuchung. Ein Problem könne nur unter bestimmten restriktiven Vorgaben bewältigt werden, und Thalassämie müsse in Grenzen gehalten werden. Eine Teilnehmerin, die sich gegen eine PND und gegen einen Schwangerschaftsabbruch entschieden hatte, fühlte sich in ihrer Entscheidung beeinflusst. Ihr Mann dagegen sprach sich für einen verpflichtenden genetischen Test aus, da sie sich auf freiwilliger Basis nicht hätten untersuchen lassen. Ihr krankes Kind würde darunter leiden müssen.

Clarke beschreibt, dass die Autonomie des Menschen auf Basis von nationalen und internationalen Gesetzen und Regelwerken geschützt sei und respektiert werde. Für die autonome Entscheidung der Betroffenen bestehe laut Clarke aber die Gefahr, dass die Berater die Tests routiniert anböten und sie die Einwilligung der Probanden unbewusst voraussetzten. Diese könnten jedoch zu diesem Zeitpunkt die Konsequenzen eines positiven Ergebnisses nicht vollständig erfassen [Clarke 1998, S. 216]. Alle Einwohner Zyperns müssen vor der Hochzeit ihren genetischen Status untersuchen und sich anschließend beraten lassen, werden jedoch vor dem Test nicht aufgeklärt. Die Ärzte bieten auch eine PND an, wenn bei zwei Carriern bzw. einem Carrier und einem Kranken Kinderwunsch besteht. Wie ein Teilnehmer beschrieb, erwarteten die Ärzte im Grunde seitens des Paares die

Entscheidung zum Schwangerschaftsabbruch, wenn das ungeborene Kind krank sei. Das wäre das eigentliche Ziel einer solchen Untersuchung. Zwei Mütter kranker Kinder erzählten, dass sie sich in ihrer Entscheidungsfreiheit für oder gegen eine PND nicht eingeschränkt fühlten, aber vom medizinischen Personal bei ihren Krankenhausbesuchen im Rahmen der Therapie ihres thalassämiekranken Kindes stark kritisiert wurden.

Jedes Paar kann zwar frei entscheiden, ob es diese Untersuchung durchführen lassen will oder nicht, aber die Tatsache, dass eine Entscheidung gegen eine Abtreibung häufig stark kritisiert wird, weist auf eine Einschränkung dieser Entscheidungsfreiheit hin. In der Studie fühlten sich zwei Mütter von kranken Kindern und ein weiteres Paar in ihrer Entscheidung beeinflusst. Das Paar sei zu einer PND und einem nachfolgenden Schwangerschaftsabbruch gedrängt worden, obwohl es dagegen war. Ihre Einstellung ist allerdings kritisch zu hinterfragen, da sie sich für einen zweiten und anschließend für einen dritten Abbruch entschieden haben, vorgeblich, um dem Wunsch nach gesunden Kindern nachzukommen. Es bleibt spekulativ, ob auch der zweite und dritte Abbruch unbewusst Konsequenzen des sozialen und medizinischen Drucks bei der ersten Schwangerschaft darstellten. Eine andere Mutter war von ihrer eigenen Familie zu einem Schwangerschaftsabbruch gezwungen worden und fühlte sich deswegen in ihrer späteren Entscheidung für ein krankes Kind erheblich unter Druck.

Ziel der Untersuchung des Carrier-Status ist, Menschen über das Vorliegen bestimmter Krankheitsanlagen zu informieren, sodass sie für sich verantwortungsvoll und autonom Entscheidung treffen können [NIH Consensus Development Conference 1999] und feststellen können, ob und wie sie ihren Kinderwunsch angesichts der neuen Information, dass sie Carrier sind, erfüllen wollen. Genetische Programme zielen darauf, den Menschen zu helfen, eine „informierte Entscheidung" („informed choice") über die Zeugung von Nachwuchs treffen zu können, gleichzeitig die Menschen und ihre Rechte dabei zu respektieren [Achterbergh et al. 2007]. Aber wichtiger als diese Pflicht ist nach medizinethischer Einschätzung, diesen Menschen keinen Nachteil zu verschaffen oder sie zu diskriminieren [Chadwick et al. 1998].

> „In medical practise generally it is said that there is a duty to help where possible – in effecting a cure, for example – but the duty to help in genetics is said to be of a different kind because the aim is not to effect a cure but to provide information

which may be important in facilitating the empowerment of people to think for themselves and take charge of their lives“ [Chadwick et al. 1998, S. 263].

Pflichtuntersuchungen können die Freiheit der zu Untersuchenden einschränken, indem sie diese Menschen zwingen, das Ergebnis der Untersuchung zu erfahren. Eine Person muss aber selbst entscheiden können, ob sie ihren genetischen Status erfahren möchte und auch, ob sie diese Ergebnisse ihren Verwandten oder anderen Personen mitteilen möchte oder nicht. Die Medizinethikerin Ruth Chadwick und Autoren fordern [Chadwick et al. 1998], dass die Bevölkerung das Recht haben soll, bestimmte Informationen nicht zu erfahren, um unerwünschte soziale Konsequenzen zu minimieren.

„In France the Comite Consultatif National d' Ethique has recommended that the right not to know must always be respected [Comite Consultatif National d' Ethique 1995]. One of the implications of such an argument would of course be that people could not be required to undergo testing. On the other hand, responses to this argument have included an argument based on grounds of solidarity for a responsibility to share genetic information that can have potentially adverse consequences for other people, and hence a responsibility to know“ [Chadwick et al. 1998, S. 267].

Das Recht auf Nicht-Wissen kann wiederum Menschen schaden, die von dieser Information profitieren würden – in diesem Fall den Kindern, die nicht frühzeitig eine notwendige Behandlung bekommen [Hoedemaekers 1999] – sowie Verwandten, die Pläne zur Familiengründung haben.

Was ist aber für Zyprioten wichtiger: ihre Entscheidungsfreiheit oder der Schutz vor einer Krankheit, die ihr Wohlergehen einschränken würde? Die vorliegende Studie zeigt, dass die Mehrheit der Interviewpartner das Programm als Bewältigungsstrategie und Überlebensperspektive und nicht als Einschränkung ihrer Autonomie einstuft.

Thalassämie gilt als vermeidbare Krankheit und zugänglich für Screening-Programme zur genetischen Untersuchung und Beratung [Atkin und Ahman 1998]. Ein Screening-Programm gilt als erfolgreich, wenn dadurch die Häufigkeit des Auftretens der Krankheit reduziert werden kann. Daher wird das Programm zur Bekämpfung der Thalassämie auf Zypern als erfolgreich eingestuft [Hoedemaekers und ten Have 1998, S. 275, Ioannou 1999, Al-Arrayed et al. 2003, Strom 2004, Karimi et al. 2007]. Im Gaza-Streifen in Palästina läuft ein ähnliches Programm. Jedes Paar muss sich vor der Hochzeit untersuchen lassen. Wenn beide Partner heterozygote Merkmalträger sind, werden sie über die Bedeutung ihres genetischen Status und die bestehenden Risiken aufgeklärt. Das Programm findet seit September 2000 statt und ist ebenfalls wegen der Reduktion der Anzahl von kranken Neugeborenen als erfolgreich eingestuft worden [Tarazi et al. 2007].

Alle in solchen Programmen beteiligten Ärzte und das medizinische Personal müssen zusammenarbeiten, um jedem einzelnen Teilnehmer und seinen Bedürfnissen gerecht zu sein. In England wurde festgestellt, dass die Spezialisten eines Programms zur Identifikation des genetischen Status von Schwangeren nicht mit dem gleichen Ablaufprotokoll arbeiten. Pakistanis wurden entweder nicht getestet, obwohl sie in die Risikogruppe gehörten, oder sie wurden getestet, ohne davor aufgeklärt zu werden und damit ohne ihre informierte Zustimmung [Ahmed et al. 2002]. Es ist nötig, ein Protokoll zu entwickeln, anhand dessen das zuständige Personal arbeiten soll, und die Ausführung des Protokolls zu evaluieren. Ein Programm soll für alle Teilnehmer verlässlich die gleichen Möglichkeiten bieten und transparent und verantwortungsvoll organisiert sein. Zypern hat dieses Ziel erreicht.

Die Zyprioten sind von den Vorteilen dieses Programms überzeugt. Deswegen bewertet die Mehrheit die Pflichtuntersuchung und die folgenden Empfehlungen der Ärzte nicht als Einschränkung. Diejenigen, die den Mut und den Glauben haben, sich für ihr krankes Kind zu entscheiden, müssen entweder ihre Entscheidung gegenüber der Gesellschaft rechtfertigen oder die eventuelle Kritik der Umgebung ignorieren.

Fast alle Beteiligten in der vorliegenden Studie berichteten, dass sie ihre Entscheidungen gegen ein krankes Kind und für oder gegen PND nicht bereut hätten. Diese Paare hatten sich entsprechend ihren individuellen Wünschen entscheiden können. Als problematisch wurde die Entscheidung – auch in der langfristigen Verarbeitung – immer dann erlebt, wenn Beeinflussungen stattgefunden hätten: Eine Frau ließ auf familiären Druck hin einen Abbruch durchführen. Ein weiteres Paar berichtete von einer Freiheitseinschränkung durch das ärztliche Personal beim ersten Schwangerschaftsabbruch. Eine Teilnehmerin sprach sich deshalb gegen die Pflichtuntersuchung aus.

Die vorgelegten Ergebnisse zeigen, dass einzelne Zyprioten auf gewisse Weise durchaus in ihren Entscheidungen beeinflusst werden. Dazu können die Ärzte, die Familien oder allgemein das soziale Umfeld beitragen. Eine Entscheidung, die zunächst frei von äußeren Einflüssen getroffen werden kann, aber zu einem späteren Zeitpunkt von der Gesellschaft und dem ärztlichen Personal kritisiert wird, kann ebenfalls aufgrund der Antizipation dieser Einwände nicht als wirklich frei bezeichnet werden.

4.4 Gründe zur Durchsetzung der Pflichtuntersuchung auf Zypern

Das Screening-Programm Zyperns weist durch die Pflichtuntersuchung einen großen Unterschied zu anderen Programmen ähnlicher Art auf. Es bietet Heiratswilligen nicht die Möglichkeit der eigenen Entscheidung und nicht das Recht, den eigenen genetischen Status nicht zu kennen. Jeder Zypriot, der kirchlich heiraten will, erfährt, ob er oder sie Carrier ist. Dem Partner oder der Partnerin diesen eigenen Status mitzuteilen ist zwar die Regel, aber das Vorgehen ist jedoch nicht offiziell reglementiert. Auch in anderen Ländern werden Screening-Programme für rezessive genetische Krankheiten angeboten, und jeder Einwohner darf daran teilnehmen.

Zypern ist mit ca. 730.000 Einwohnern im südlichen Teil und ca. 220.000 im nördlichen Teil eine kleine Insel mit geringer Einwohnerzahl. Zu den kulturellen Merkmalen gehört entsprechend der südländischen Mentalität ein großer Bekanntenkreis. Aufgrund der geringen Einwohnerzahl ist eine stärkere Ausprägung von Diskriminierung als in Ländern mit höherer Einwohnerzahl denkbar. Informationen können sich einfacher und schneller im Familien- und Bekanntenkreis ausbreiten, und Ergebnisse einer Pflichtuntersuchung können wahrscheinlich nicht lange verheimlicht werden. Da die Häufigkeit des Carrier-Status sehr hoch ist und jeder Zypriot betroffene Bekannte oder Familienmitglieder haben kann oder sogar selbst betroffen ist, erhöhen sich die Kenntnisse über Thalassämie, und die Akzeptanz der Auseinandersetzung mit einer so verbreiteten Krankheit steigt.

Thalassämie ist nicht heilbar, aber behandelt können die Kranken das 40. Lebensjahr erreichen [Angastiniotis und Middleton 1997], nach neueren Schätzungen scheint bei Ausschöpfung der therapeutischen Möglichkeiten eine Lebenserwartung von 50-60 Jahren möglich [Koehne 2011]. Die Kosten für die Therapie sind hoch und eventuell für das Gesundheitssystem eines kleinen Landes ökonomisch nicht tragbar.

> „When many people are affected with costly conditions, like thalasaemia or cystic fibrosis, pressure for eugenic solutions will persist despite the availability of treatments“ [Holtzman 1998, S. 406].

Auf Zypern sollte etwas dagegen unternommen werden [Guterman 2003]. Nach Hadjiminas [2004] wurde der größte Teil für das Programm durch private Spenden sowie die finanzielle Hilfe der USA, Griechenlands und Großbritanniens beschafft. Heutzutage erfolgt die Finanzierung des Programms vollständig über den Staat Zypern. Kranke Kinder, die auf Elternwunsch geboren werden, haben, im Fall eines vorhandenen Spenders, die Möglichkeit einer Knochenmarktransplantation. Diese Operation findet zurzeit in Italien statt, und die Kosten werden vom Staat übernommen [Hadjiminas 2004]. Dies wäre möglicherweise bei einer deutlich höheren Zahl thalassämiekranken Kinder nicht finanzierbar.

Es ist bekannt, dass es – nur in Bezug auf die finanziellen Belastungen – kostengünstiger wäre, alle Frauen pränatal zu untersuchen und Schwangerschaftsabbrüche im Falle einer Erkrankung des Fötus (z.B. Down Syndrom, zystische Fibrose) durchzuführen, als die Kranken nach ihrer Geburt zu behandeln [Clarke 2002, Massie et al. 2005]. Außerdem wird in der Literatur angeführt, dass ein obligatorisches genetisches Screening einfacher zu organisieren und durchzuführen sei [vgl. Hoedemaekers 1999, S. 216]. Es stellt sich allerdings die Frage, ob die ökonomische Situation Zyperns ein verpflichtendes Screening rechtfertigt. Welche Ergebnisse würden erzielt, wenn Zypern, ebenso wie andere Länder, ein Screening-Programm mit allen notwendigen Untersuchungen auf freiwilliger Basis anbieten würde? Was legitimiert die Einschränkung der Entscheidungsfreiheit für oder gegen eine genetische Untersuchung?

Hadjiminas, seit vielen Jahren aktives Mitglied der Organisation zur Bekämpfung der Thalassämie auf Zypern und ihr erster Präsident, berichtete im Jahr 2004, dass die Untersuchungen zur Identifikation des genetischen Status der Einwohner in den 1960er Jahren freiwillig waren. Die Zyprioten wollten nicht diskriminiert werden und ließen sich, bis sie ein krankes Kind bekamen, nicht freiwillig untersuchen. Viele kranke Kinder wurden geboren, die Diskriminierung und die psychische Belastung für die Familien und die Verwandtschaft wuchsen. Für die Behandlung wurden große Mengen Blut für die Transfusionen und finanzielle Mittel benötigt. Die Ärzte wurden gebeten, etwas dagegen zu unternehmen.

Im Iran begann im Jahr 1995 das Screening-Programm zur Identifikation von heterozygoten Carriern. Paare müssen sich vor der Ehe, genau wie auf Zypern, ihren genetischen Status auf Thalassämie untersuchen und sich über die Situation aufklären lassen. Das Programm wurde aber als nicht erfolgreich eingestuft. Religiöse und moralische Gründe spielten in diesem islamischen Land eine wichtige Rolle. Einer der wichtigsten Gründe für den Misserfolg war aber die Tatsache, dass die Betroffenen alle Untersuchungen selbst zahlen mussten [Karimi et al. 2007].

Bis 1959 war Zypern eine Britische Kolonie. Der leitende Arzt und Ire Dr. Gillespie empfahl 1957 als Erster eine Untersuchung vor der Ehe, um die Anzahl der kranken Neugeborenen zu reduzieren. 1972 schlug Dr. Stamatogianopoulos der Organisation ein Programm mit einer Pflichtuntersuchung zur Feststellung des genetischen Status beider Partner vor der Ehe vor. Er hatte sich mit der Krankheit Thalassämie und ihren Folgen lange beschäftigt und hielt eine effektive Lösung dieses Problems für die Bevölkerung Zyperns und für den Staat für dringend notwendig. Andernfalls würden nach seiner Prognose auf Zypern 60 bis 70 neue thalassämiekranke Kinder jedes Jahr zur Welt kommen. Eine Vermeidung neuer Fälle sei notwendig für das Überleben der Patienten [Kalokairinou 2007]. Deshalb setzte letztlich die Zypriotische Kirche 1983 die voreheliche Pflichtuntersuchung durch [Hadjiminas 2004]. Wegen der starken Reduzierung der Neuerkrankungen wurde das Programm als erfolgreich eingestuft und von den Zyprioten akzeptiert.

Kritisch lässt sich allerdings Folgendes feststellen: Das Ziel des Programms zur Bekämpfung der Thalassämie auf Zypern wurde zwar erreicht. Wie auch die vorliegenden Ergebnisse andeuten, scheint die Diskriminierung im Vergleich zu früheren Jahren nicht mehr so stark ausgeprägt, dennoch ist die Autonomie der Bürger durch die obligatorische Untersuchung eingeschränkt. Die Zyprioten können nicht selbst entscheiden, ob sie ihren Status wissen wollen oder nicht. Es stellt sich die Frage, ob eine freiwillige Untersuchung das Ausmaß der Diskriminierung von Carriern und Kranken verändern würde.

Ist das Selbstbestimmungsrecht für einen Zyprioten wichtiger als die medizinischen und ökonomischen Folgen sowie die psychischen Belastungen, die eine Erbkrankheit hervorrufen können? Zumindest für die Mehrheit der Studienteilnehmer scheint es dies nicht zu sein.

4.5 Der Zeitpunkt der Untersuchung

Die meisten Zyprioten erfahren ihren genetischen Status vor der Ehe. Ein kleiner Anteil der Bevölkerung lässt sich freiwillig bereits zuvor, in der Jugendzeit oder später, untersuchen. Sind beide Partner Carrier, werden sie von auf Thalassämie spezialisierten Ärzten über Risiken und Alternativen der Reproduktion informiert. Eine Studie auf Zypern im Zeitraum von 1977-1983 ergab, dass die Mehrheit derjenigen, die sich freiwillig untersuchen ließen, zumeist junge unverheiratete Menschen oder heiratswillige Paare waren. Ein kleiner Anteil bestand aus schwangeren Frauen, die überwiegend in einem Schwangerschaftsstadium waren, in dem kein Schwangerschaftsabbruch mehr möglich war. Dies war laut Hadjiminas ein entscheidender Grund für die Einführung der Pflichtuntersuchung kurz vor der Eheschließung [Hadjiminas 2004].

Die Tatsache, dass der Großteil der Bevölkerung seinen genetischen Status erst kurz vor der Hochzeit erfährt, erschwert eine sonst eventuell gewünschte Änderung der Zukunftspläne. Die Partner können zwar gemeinsam entscheiden, ob sie eine Familie gründen oder einen bereits bestehenden Kinderwunsch ändern, können die Information über den genetischen Status nicht mehr für die Partnerwahl nutzen. Es bleibt ihnen lediglich die Option, sich jetzt noch zu trennen. Diese Problematik wurde auch in einer israelischen Studie als Problem der Getesteten beschrieben [Frumkin et al. 2011]. Ist also der Zeitpunkt der Pflichtuntersuchung angemessen? Wäre es sinnvoller, den eigenen genetischen Status früher zu erfahren, um diese Information bei der Wahl des Partners einzubeziehen? Wenn bereits Jugendliche den Test durchführen lassen müssten, könnten sie diese Information in anderer Weise nutzen und interpretieren.

In der Literatur finden sich dazu folgende Aussagen:

> „There are some who suggest that testing to identify carriers is better performed in young children so that they can be brought up with the knowledge of their carrier status, although the communication of such test results to children is often delayed or difficult, leading to mistaken understandings of reproductive risks“ [Fanos und Macintosh 1999, Jarvinen et al. 1999, beide zitiert nach Clarke 2002, S. 105]. „Others suggest that testing should generally be deferred until the child can take part in the discussion“ [Clarke 2002, S. 105].

Die Akzeptanz und das Interesse an einer Untersuchung zur Identifikation des Carrier-Status in der Jugend ist während der Schulzeit am höchsten [Dierickx 2002, Gason et al. 2006]; so spricht sich die Mehrheit der Schüler zwischen 16 und 18 Jahren für Carrier-Tests aus.

„[T]he best moment to carry out a test would be during the final years of secondary school, especially because the scholastic context would facilitate education regarding heredity“ [Dierickx 2002, S. 129].

Studien über erfolgreiche Screening-Programme bei Jugendlichen in verschiedenen Ländern bekräftigen diese Aussage [Al-Arrayed et al. 2003]. Zlotogora tritt daher dafür ein, Präventionsprogramme, die hauptsächlich auf die Information der Betroffenen abzielen, vor der Reproduktionsphase anzubieten [Zlotogora 2009].

Carrier müssen frühzeitig identifiziert werden, wenn ihre Reproduktionsentscheidungen beeinflusst werden sollen. Durch die Identifizierung von Carriern, nachdem sie bereits ein krankes Kind bekommen haben, kann das gesundheitspolitische Ziel der Vermeidung kranker Kinder nicht mehr erreicht werden. Dieses Ziel in sich sei jedoch eugenisch motiviert [Holtzman 1998, S. 400].

So forderte der zweimalige Nobelpreisträger Linus Pauling bereits im Jahr 1963, dass „if the gene is not advantageous, even in a single dose, then steps should be taken to eliminate it from the pool of human germ plasm with the minimum amount of human suffering“ [Pauling 1963, S. 169]. Er vertrat damit die Meinung, dass nicht nur die Anzahl der Kranken sondern auch die der Carrier reduziert werden solle. In einer öffentlichen Rede 1968 in New York äußerte er: Um die Geburt von Carriern zu verhindern, hätten auch Carrier, die Nicht-Carrier heiraten, eine „obligation to produce a decreased number of children, at least“ [Yuncker 1968, S. 12]. Um dieses Ziel zu erreichen, schlug er folgendes vor: „I have advised, not entirely joking, that individuals should have tattooed on their foreheads symbols for the defective genes they carry“ [Yuncker 1968, S. 12]. Diese Hinweise belegen, dass neben der „alten“ Eugenik der ersten Hälfte des 20. Jahrhunderts neuere Formen von Eugenik existieren, die erhebliches Diskriminierungspotenzial enthalten und kritisch diskutiert werden sollten.

Das erste Screening-Programm für Thalassämie wurde 1975-1976 in Latium, Italien, durchgeführt. Trotz des geringen Wissens über die Krankheit in der Bevölkerung zeigten die Schüler und ihre Familien (70 %) großes Interesse an dem Test [Silvestroni et al. 1978].

Es scheint Vorteile zu haben, den Carrier-Status in der Schulzeit testen zu lassen, damit sich die Jugendlichen frühzeitig mit solchen Erbkrankheiten auseinandersetzen können. Für sie wäre es dann möglicherweise einfacher, die Bedeutung eines positiven Carrier-Status des Partners zu verstehen und entsprechend die Partnerwahl vorzunehmen [Payne et al. 1997].

Laine Friedman Ross führte zum Thema „Heterozygote carrier testing in high schools" eine Studie in Kanada durch. Das größte Interesse zeigten die Studenten der Universität Montreal, gefolgt von den College-Studenten. Bei der Untersuchung wurde der genetische Status der autosomal-rezessiv vererbten Krankheit „Tay Sachs Disease" festgestellt. Das Montreal Carrier-Screening Programm hat gezeigt, dass ein Drittel der Carrier nur anfangs besorgt war. 10 % der Nicht-Carrier wollten keinen Carrier heiraten. Dass sogar gesunde Studenten und Schüler keinen Carrier heiraten wollten, weist auf Missverständnisse bezüglich des Risikos, ein krankes Kind zu bekommen, hin. Ein Drittel der Carrier und 15 % der Gesunden würden die Information zu ihrem genetischen Status nicht weitergeben und zeigen damit ihre Angst, diskriminiert zu werden [Ross 2006].

Das frühzeitige Wissen bietet den Jugendlichen die Gelegenheit, Alternativen zu ihren Reproduktionsplänen zu suchen. Die Jugendlichen, aber auch die Erwachsenen, die ein negatives Ergebnis bekommen, sind erleichtert und weniger belastet als diejenigen, die in Unwissenheit leben [Williams und Schutte 1997]. Ross sieht in dem Programm in der Jugendzeit folgende Nachteile: Die Identifikation des Carrier-Status in dem Alter, in dem sich die sexuelle Identität des Menschen entwickelt, kann die Änderung der Persönlichkeit negativ beeinflussen. Die Jugendlichen könnten außerdem Schwierigkeiten damit haben, sich gegen den Test zu entscheiden, weil er innerhalb eines pädagogischen Programms stattfindet. Zu diesem Zeitpunkt hätten die Eltern zudem starken Einfluss auf ihre Kinder und könnten dazu beitragen, dass die Schüler und Studenten sich nicht frei für oder gegen den Test entscheiden [Ross 2006].

Studien zufolge kann in diesem Alter kein vollständiges Verständnis über die Risiken des Carrier-Status erzielt werden. Des Weiteren können die Jugendlichen unter emotionalem Druck stehen, wenn in der Familie Kranke vertreten sind [Fanos 1997]. Die Ergebnisse müssten auch in der Schule vertraulich behandelt werden, dennoch bestünde die Gefahr, dass sich Schüler unter Druck gesetzt fühlen, ihren Status den Mitschülern bekannt zu geben. Dies würde die Erfordernisse der Vertraulichkeit, Schweigepflicht und des Schutzes der Privatsphäre unterwandern.

Viele internationale Organisationen kritisieren das Carrier-Testing bei Schülern deutlich. Einerseits könnte die Information über den Carrier-

Status zu starken psychischen Belastungen führen. Andererseits sollten die Jugendlichen das Recht haben, selbst entscheiden zu können, ob und wann sie den Test durchführen wollen [Committee on Bioethics 2001, Borry et al. 2006, Gason et al. 2006].

Auch Screening-Programme in Schulen sind nicht immer erfolgreich. Betroffene in Indien, die ihren genetischen Status in ihrer Jugendzeit erfahren hatten, nutzten diese Information – im Vergleich zu Kanadiern und Franzosen – bei der Partnersuche und der Familiengründung nicht [Colah et al. 2007]. Andere dagegen sahen ihr Risiko, als Carrier kranke Kinder zu bekommen, nicht (mehr), weil die erhaltene Aufklärung lange vor der geplanten Schwangerschaft stattgefunden hatte [Denayer et al. 1997, Ioannou 1999].

Jugendliche, die sich gegen eine Untersuchung entschieden hatten, meinten, dass der richtige Zeitpunkt für einen Carrier-Test vor der Ehe wäre [Ross 2006]. Auch Screening-Programme für zystische Fibrose lassen darauf schließen, dass das größte Interesse Paare mit Reproduktionsabsichten zeigen [Henneman et al. 2003].

Weitere Argumente sprechen gegen eine Untersuchung in den früheren Jahren. Die Screening-Programme müssen auf die Bedürfnisse eines Landes und dessen Population ausgerichtet sein. Nach psychologischen Erwägungen liegt der richtige Zeitpunkt dieser Pflichtuntersuchung in dem Alter, in dem der Mensch einerseits reif ist, um die Ergebnisse bzw. Informationen richtig interpretieren zu können und anderseits deswegen nicht benachteiligt wird. Autonomie, Vertraulichkeit und Privatheit müssen auch bei zu testenden Jugendlichen respektiert werden. Dies ist bei einem Carrier-Testing im Rahmen eines Schulprogramms nicht einfach zu realisieren [Borry et al. 2006]. Zusammenfassend lässt sich sagen, dass ein Carrier-Screening für Jugendliche zwar eine hohe Teilnahme erreichen kann, aber aus den genannten ethischen Überlegungen abgelehnt werden sollte. Obwohl der Zeitpunkt kurz vor der Ehe ebenfalls nicht ideal erscheint, wird jedoch die Diskriminierung gegen Carrier nicht erhöht und die Autonomie der Betroffenen weitgehend respektiert. Studien über die Wünsche und Meinungen der Zyprioten bezüglich des Zeitpunktes der Pflichtuntersuchung stehen noch aus.

4.6 Der Einfluss der Orthodoxen Kirche in der Gesellschaft

Auf der Insel Zypern ist die Mehrheit von ca. 80 % der Bevölkerung christlich-orthodox. Die Kirche hat das Ausmaß der Problematik und die mit der Krankheit Thalassämie verbundenen medizinischen, ökonomischen, emotionalen und sozialen Folgen erkannt und in der Einführung des Programms zum Ausdruck gebracht. Der Priester fragt kurz vor der kirchlichen Trauung, ob das Paar über seinen genetischen Status aufgeklärt wurde, nicht aber nach den Ergebnissen der Untersuchung. Nach Aussage des Erzbischofs Chrisostomos vom 21. Februar 1983 diene diese Bescheinigung der Kenntnis des Carrier-Status nicht als Grund, die Partnerschaft zu beenden. Ziel sei es, dem Paar notwendige Informationen zukommen zu lassen, damit es Entscheidungen zur Reproduktion und Familiengründung treffen könne. Die Anforderung einer entsprechenden Bescheinigung sei ein Beitrag der Kirche zur Unterstützung des Landes beim Kampf gegen die Krankheit Thalassämie [vgl. Hadjiminas 2004, S. 180f.].

„Prenatal diagnosis and selective abortion have become the major methods to avoid the birth of children with severe Mendelian diseases“ [Holtzman 1998, S. 401]. Der Wunsch nach einer gesunden Familie kann mittels PND und Schwangerschaftsabbruch eines kranken Fötus, in Teilen erfüllt werden. Wie aber werden PND und Schwangerschaftsabbrüche innerhalb der zypriotischen Bevölkerung bewertet?

Die Kirche erlaubt ihren Gläubigen keinen Schwangerschaftsabbruch und sieht ihn als Sünde an, obwohl auf Zypern ein Schwangerschaftsabbruch unter bestimmten Voraussetzungen gesetzlich erlaubt ist und im Fall eines an Thalassämie erkrankten Fötus im öffentlichen Krankenhaus Nikosias unter finanzieller Unterstützung des Staats durchgeführt werden kann [Cowan 2009]. Der Erzbischof von Griechenland hat im Jahr 1992 in einer seiner Veröffentlichungen angedeutet, liberal gesinnte Menschen versuchten zu argumentieren, dass etwas, das oft stattfindet und damit von der Bevölkerung akzeptiert würde, keine Sünde mehr sei. Sie behaupteten weiterhin, dass die Frauen das Recht haben sollten, Entscheidungen über sich selbst und in Bezug auf ihren Körper individuell treffen zu können. Aber das Beenden eines Lebens, so der Erzbischof, das bereits mit der Befruchtung begonnen habe, sei keine politische Überzeugung und individuelle Entscheidung, sondern ein medizinisches Thema. Und da bereits der Embryo ein menschliches Lebewesen sei, sei der Schwangerschaftsabbruch eine

Tötung [Meletios 1992]. Die theologische Fakultät der Universität Thessaloniki, Griechenland, kritisierte die gesetzliche Regelung zum Schwangerschaftsabbruch folgendermaßen: „Es ist unvernünftig zu behaupten, dass ein Mensch das Recht hat, über das Leben eines Lebewesens zu entscheiden" [Dorkofiki 1997, S. 81, eigene Übersetzung].

Nach der Kirche sei ein Schwangerschaftsabbruch eine Sünde, aber ob es zusätzlich ein rechtswidriges Tötungsdelikt oder gar einen Mord darstellt, kann nur von Seiten der Justiz beurteilt werden. Viele Ärzte betonen, dass das Leben mit der Befruchtung beginne. Es könne wissenschaftlich betrachtet während der Schwangerschaft keinen „magischen Moment" geben, in dem ein Embryo zu einem Menschen werde. Deshalb vertreten viele Ärzte an griechischen Universitäten ebenfalls die Meinung, jede Abtreibung sei ein Mord. Das Leben beginne mit der Befruchtung, und ein Embryo sei ebenso ein lebendes Wesen wie ein Kind oder ein Erwachsener [Meletios 1992, S. 28-34].

Von dem Moment der Entstehung des Menschen sei dieser ein freies Individuum [Archimandrit Hadjinikolaou 2000]. Die Kirche glaubt, dass jeder Körper von einer Seele bewohnt werde. Diese hat ab dem Moment der Entstehung das Recht zu leben, ein Individuum zu sein und das transzendentale Recht auf Ewigkeit [Archimandrit Hadjinikolaou 1996].

Die Griechisch-orthodoxe Kirche akzeptiert somit keine Abtreibung. Die christlich-orthodoxe Lehre macht keinen moralischen Unterschied zwischen einem Embryo und einem Kind. Die griechischen und zypriotischen Ärzte in Griechenland leisten zum Abschluss ihres Studiums symbolisch den Eid des Hippokrates. Dadurch bekommt die Frage, ob sie eine Frau über eine mögliche Abtreibung beraten oder daran selbst teilnehmen, zusätzliches moralisches Gewicht [Dorkofiki 1997, S. 101]. Die Zypriotische Kirche unterstützt zwar die Bekämpfung der Thalassämie auf Zypern und das Screening, erlaubt aber keinen Schwangerschaftsabbruch eines kranken Embryos. Durch die Pflichtuntersuchung soll erreicht werden, dass die Zyprioten verantwortliche Entscheidungen treffen können, sich also für einen anderen Partner oder ein Leben ohne leibliche Kinder entscheiden.

Wenn ein Carrier-Paar sich für die Ehe entscheidet, sollte es sein Leben entsprechend ihren religiösen und moralischen Einstellungen aufbauen [Guterman 2003, S. A 24]. Kann ein religiöses zypriotisches Paar also trotz des Screenings selbstbestimmte Reproduktionsentscheidungen frei treffen?

Vier Familien in der vorliegenden Studie haben sich gegen einen Schwangerschaftsabbruch entschieden. Ein Paar hat diese Entscheidung aufgrund seiner religiösen Überzeugungen getroffen. Die Entscheidungen der anderen Interviewten waren auf andere Weise moralisch und psychologisch begründet.

Ein Schwangerschaftsabbruch kann für eine Frau langfristige psychische Folgen haben. Eine Beteiligte berichtete, sie könne keinen zweiten Schwangerschaftsabbruch durchführen lassen. Die psychische Belastung sei so groß gewesen, dass sie es nicht noch einmal erleben wolle. Medizinisch betrachtet kann ein solcher Eingriff zu Komplikationen führen, dic im Extremfall den Tod der Mutter bedeuten. Andere Folgen wie Depressionen und Stressreaktionen wurden beschrieben. Manche Frauen leben mit Schuldgefühlen, weil sie sich für einen Abbruch entschieden haben. In anderen Studien wurden Auswirkungen auf das Sexualleben der Frauen beschrieben. Sie sorgen sich um ihre Zukunft, insbesondere in Bezug auf späteren Kinderwunsch [Dorkofiki 1997].

In der vorliegenden Studie berichtete nur ein Paar, dass ihre religiöse Einstellung der Grund war, ein als krank diagnostiziertes Kind zu bekommen. Drei weitere Paare mit kranken Kindern führten nicht aus, ob religiöse und/oder andere moralische Gründe für ihre Entscheidung verantwortlich waren. Zwei von diesen vier Paaren, die sich gegen einen Abbruch entschieden haben, hatten in der Vergangenheit bereits einen Schwangerschaftsabbruch durchführen lassen.

Drei weitere Paare entschieden sich für Schwangerschaftsabbrüche wegen kranker Föten. Innerhalb dieser Studie konnten keine einheitlichen Gründe gefunden werden, warum Zyprioten sich für oder gegen einen Schwangerschaftsabbruch entscheiden. Die Meinungen hierzu sind unterschiedlich, und die kleine Anzahl der Befragten erlaubt keine generalisierende Aussage. Es gibt aber deutliche Hinweise, dass die religiöse Haltung die Entscheidung über einen Schwangerschaftsabbruch beeinflussen kann.

4.7 Kann der genetische Status eine Partnerschaft beeinflussen?

Die meisten Zyprioten erfahren ihren genetischen Status auf Thalassämie und das eventuell erhöhte Risiko für ein krankes Kind erst kurz vor der Eheschließung. In dieser Studie wurde unter anderem untersucht, inwieweit der Test die Partnerschaft beeinflusst. Da eine Entscheidung für eine langdauernde Partnerschaft eng an den Wunsch einer Familiengründung gekoppelt ist, lassen sich diese Aspekte nicht streng voneinander abgrenzen. Die Partnerschaft fortführen zu wollen bedeutet in der Regel auch, sich über einen möglichen Kinderwunsch und dessen Realisierung einig zu sein.

Es wurden nur solche Paare ausgewählt, die sich für den Partner, eine Eheschließung und gemeinsame entschieden haben. Diejenigen, die sich nach den Testergebnissen gegen die Fortführung der Partnerschaft entschieden haben, wurden nicht befragt. Daher kann nicht beurteilt werden, wie viele Carrier oder Thalassämiker sich gegen einen Carrier-Partner entschieden, d.h. wie viele ihre Beziehungen aufgrund des genetischen Status beendeten.

Da Zypern und Palästina die einzigen Länder sind, in denen die Paare vor der Eheschließung ihren genetischen Status in Bezug auf Thalassämie kennen müssen, gibt es kaum Studien, die den Einfluss dieser Pflichtuntersuchung auf die Partnerschaft vor der Ehe aufzeigen. Fast alle Teilnehmer fühlten sich durch das positive Ergebnis nicht beeinträchtigt. Bis auf eine Probandin betrachteten alle die Früherkennung ihres genetischen Status als Hilfsmittel für den Familien- bzw. Kinderwunsch, nicht als Anlass, sich gegen den Partner zu entscheiden. Ein Grund für diese Einstellung könnte der Zeitpunkt der Untersuchung sein (vgl. 4.6).

In der Literatur wird zu Screening-Programmen auf Thalassämie berichtet:

> „Programmes of carrier screening, genetic counselling and prenatal diagnosis, aiming to offer informed choice to at risk couples, were established in the UK, Italy, Greece and Cyprus in the late 1970s. Prior knowledge of thalassaemia risk has little effect on choice of partner, but high uptake of prenatal diagnosis by informed couples has greatly reduced the birth prevalence of major thalassaemias in these areas, and the approach is spreading world-wide“ [Petrou et al. 2000, S. 469].

Die Pflichtuntersuchung und die Kenntnis des genetischen Status bieten Vorteile, können aber das Paar aber auch zusätzlich belasten, insbesondere nach Eintreten einer Schwangerschaft und bei der PND sein. In einer Studie in Großbritannien wurde der langfristige Effekt einer Früherkennung des Carrier-Status auf den Familien- und Kinderwunsch untersucht. 70 % der Teilnehmer waren in Großbritannien lebende Zyprioten.

> „Forty-three per cent of the couples were lucky and had only unaffected livebirths. It might be argued that these couples derived no benefit from screening, but suffered unnecessary stress because in retrospect they did not need prenatal diagnosis. However, the data show that these couples used their early knowledge of risk to maximize their chance of having a healthy family, by strictly limiting reproduction after a minimum acceptable number of unaffected children" [Petrou et al. 2000].

Für einige Paare der vorliegenden Studie waren die Informationen über Carrier-Status und PND ebenso ohne wesentliche Bedeutung. Die Information über den genetischen Status beeinflusste die Interviewten zwar in ihrem Kinderwunsch, nicht aber in der Partnerwahl. Die meisten Zyprioten sind mittlerweile gut über Thalassämie und die Bedeutung des Carrier-Status informiert. Daher kann angenommen werden, dass sie, wenn sie den genetischen Status als relevant für die Partnersuche eingeschätzten, den Test frühzeitig und freiwillig durchführen ließen, um die Information bei der Partnersuche nutzen zu können.

Was lässt sich über die Veränderung der Partnerschaft nach der Geburt eines kranken Kindes aussagen? Tsiantis und Kollegen untersuchten die psychosozialen Probleme von kranken Kindern zwischen sechs und 14 Jahren und deren Familien in Griechenland, Zypern, Italien und England. Ihre Studie ergab, dass „Marital break-up had occurred in 7 % of the Greek sample and in 5 % of the Italian sample, but not at all in Cyprus or the United Kingdom" [Tsiantis et al. 1996].

Für die zypriotischen Eltern, die an der hier vorgestellten Studie teilgenommen haben, war die Sorge um die Geburt eines kranken Kindes kein Grund zur Trennung. Sie schienen ihren genetischen Status bzw. ihr Schicksal zu akzeptieren und versuchten, trotz dieser Problematik ihren Familien- und Kinderwunsch zu realisieren. Allerdings war das Risiko, ihren Kindern eine Krankheit vererben zu können, belastend für die Hälfte der Teilnehmer. Dies war verbunden mit Sorgen um die Zukunft, Angst und Traurigkeit. Die spiegelt sich auch wieder in Aussagen wie „Es war, als ob die Welt unterginge", und „Es wäre das Schlimmste, was uns passieren könnte". Einige zeigten keine negativen Reaktionen, möglicherweise, weil sie entweder das Problem beherrschen zu können glaubten oder weil in diesem Alter die Leidenschaft stärker als die Vernunft sei. Andere wollten vorsichtig sein, meinten aber, dass das Leben trotz der Befunde weitergehen müsse. Trotz ihrer psychischen Belastung und Sorgen blieben sie mit dem Partner zusammen und entschieden sich für Kinder. Auch laut Ioannou [1999] zufolge nutzen die Zyprioten ihren genetischen Status nicht für die Entscheidungen über Partner und Familiengründung. Für die Übertragung der vorliegenden Ergebnisse auf die Zyprioten allgemein ist allerdings einschränkend zu berücksichtigen, dass sich auf den Aufruf zur Interviewstudie möglicherweise besonders stabile und zufriedene Paare meldeten.

Die Häufigkeit von Thalassämie in den Mittelmeer-Ländern erschwert die Suche nach einem genotypisch gesunden Partner. Eine Suche nach einem solchen Partner könnte diskriminierend gegen Carrier generell und – bei eigenem Carrier-Status – auch gegen sich selbst sein.

Die Teilnehmer dieser Studie haben entweder den Krieg 1974 oder die schwierigen ersten Jahre danach miterlebt. Solche Erlebnisse stärken offenbar viele Menschen und lehren sie, mit schwierigen Lebenssituationen umzugehen. Das Risiko für ein erkranktes Kind kann durch PND und eventuell nachfolgenden Schwangerschaftsabbruch minimiert werden. Es scheint also für viele zypriotische Paare Zyperns kein unlösbares Problem zu sein. Schwieriger ist es für Paare, die aus moralischen oder religiösen Gründen keine Schwangerschaftsabbrüche durchführen lassen wollen.

Die an der Studie teilnehmenden zwei Thalassämiker erfuhren den Carrier-Status ihrer Partner ebenfalls erst kurz vor der Hochzeit im Rahmen der genetischen Pflichtuntersuchung. Der Thalassämiker nahm die Information sehr negativ auf. Dies war für ihn das Schlimmste, was hätte passieren können. Das Paar versuchte, sich mit Hilfe von PID ihren Wunsch nach gesunden Kindern zu erfüllen. Dies war bis zum Zeitpunkt des Interviews jedoch erfolglos. Die Thalassämikerin und ihr Carrier-Mann betrachteten die Information, dass sie nur zu 50 % ein krankes Kind bekommen und nicht zu 100 %, wie beide vor der medizinischen Beratung dachten, als sehr positiv. Sie blieben u.a. gerade aufgrund der genetischen Beratung als Paar zusammen. Auch für diese zwei Paare stellt der Carrier-Status weniger ein Problem für die Partnerschaft als für die Reproduktion.

Nur ein Paar hatte sich zunächst getrennt nach Kenntnis um den genetischen Status. Die Frau hatte sich in ihrer Jugendzeit freiwillig untersuchen lassen, ihr Mann wurde in seiner Schulzeit untersucht. Später kamen sie wieder zusammen und absolvierten alle nötigen Voruntersuchungen, um gesunde Kinder zu bekommen. Vier weitere Paare berichteten, dass sie nach Bekanntgabe der Ergebnisse an Trennung dachten, entschieden sich schließlich doch für den gewählten Partner.

Die vorliegende Studie gibt Hinweise, dass Paare auf Zypern trotz des Risikos, kranke Kinder zu bekommen zusammenbleiben. Die Interviewten allerdings, die ihren genetischen Status vor Beginn einer Partnerschaft kannten, berichteten, bei der Partnersuche vorsichtig gewesen zu sein. Sie wollten vorzugsweise einen Nicht-Carrier heiraten. Der genetische Status beeinflusst zwar die Partnerschaft aufgrund der psychischen Belastung oder der Änderung der Reproduktionspläne. Es zeigte sich aber, dass das Risiko für ein krankes Kind aufgrund der reproduktiven Möglichkeiten v.a. der PND als lösbares Problem eingeschätzt wurde und dass der genetische Status daher für die meisten Paare kein Grund für eine Trennung war.

4.8 Reproduktion

Bei der Beratung im Rahmen der Pflichtuntersuchung empfehlen die spezialisierten Ärzte eine PND, wenn entweder die Geburt eines kranken Kindes nicht gewünscht ist, oder um einen kranken Fötus frühzeitig zu diagnostizieren und mit der Therapie des Säuglings direkt nach der Geburt beginnen zu können.

4.8.1 Einstellungen von Zyprioten zur Pränataldiagnostik

Auf Zypern wurde die PND auf Thalassämie nach 1983 in den ersten Jahren des Programms mittels Amniozentese im zweiten Trimenon durchgeführt. Anfang der 1990er Jahre wurde diese durch die Chorionzottenbiopsie ersetzt, die zwischen der achten und zehnten Woche stattfindet. Die zweite Methode wird von den Zyprioten eher akzeptiert, weil im Falle eines Schwangerschaftsabbruchs die psychologische Belastung geringer ist als im fünften Schwangerschaftsmonat nach einer konventionellen Amniozentese [Hadjiminas 2004]. Dies wird von einer Interviewteilnehmerin bestätigt:

> „Ich hatte zwei Schwangerschaftsabbrüche. Der erste wurde fast im fünften Schwangerschaftsmonat durchgeführt und war für mich sehr belastend. Es war eine richtige Geburt. Der zweiter war ebenso belastend, aber der Vorteil daran war, dass dieser Eingriff schon im zweiten Monat stattfand […]" (F 2, S. 5, Z. 18-21).

Es kann retrospektiv nicht mehr genau geklärt werden, welche Methode der PND bei den 14 Paaren der Studie angewendet wurde. Zwei Paare hatten noch keine Kinder und berichteten, dass sie bei jeder Schwangerschaft eine PND durchführen lassen wollten, um gesunde Kinder zu bekommen. Von den insgesamt 30 Schwangerschaften der weiteren 12 Paare wurden 9 (30 %) abgebrochen, 17 mal (57 %) wurde ein gesundes Kind geboren. Vier Neugeborene (13 %) kamen krank zur Welt, von denen zwei trotz PND aus religiösen und moralischen Gründen ausgetragen wurden; die anderen zwei waren Wunschkinder ohne PND. Zehn Paare ließen bei jeder Schwangerschaft eine PND durchführen. Eines der beiden Paare, das sich gegen die PND und für das kranke Kind entschieden hat, hatte in den vergangenen Jahren bereits einen kranken Fötus abtreiben lassen und entschieden sich aufgrund der hohen psychischen Belastung in Folge gegen eine weitere PND und eventuellen Abbruch. Das andere Paar entschied sich bei der einzigen Schwangerschaft gegen eine PND, weil sie ein krankes Kind nicht abtreiben würden und das Risiko der Fruchtschädigung bei der Untersuchung nicht eingehen wollten. Innerhalb dieser Studie gab es keine Fehldiagnose. Zwei kranke Kinder sind im Kindergartenalter und zwei besuchen die Grundschule. In zwei Fällen wurde in Italien erfolgreich eine Knochentransplantation durchgeführt, diese Kinder benötigen keine Therapie mehr. Die anderen zwei Kinder müssen regelmäßig behandelt werden.

Die Akzeptanz von PND auf Thalassämie ist in der untersuchten Gruppe hoch. Monni et al. beschrieben 2004 die Akzeptanz der Pränatal- und der Präimplantationsdiagnostik auf Sardinien bei Paaren, die beide Carrier des Allels für β-Thalassämie waren. Abhängig von der Methode und dem Zeitpunkt der PND lag die Akzeptanz zwischen 93 % und 99 % [Monni et al. 2004]. Die Akzeptanz der PND bei Carriern der zystischen Fibrose dagegen lag im Jahr 2006 bei 74 % [Chen und Goodson 2007]; sie ist am höchsten, wenn das Paar Reproduktionspläne für die Zukunft hat [Langfelder-Schwind et al. 2005].

Über schwangere Frauen in England berichten Tsianakas und Kollegen, dass sie das Screening auf Thalassämie und Sichelzellanämie so früh wie möglich angeboten bekommen möchten – möglichst im ersten Trimenon. Nur dann habe eine Schwangere die realistische Möglichkeit, über ihre Schwangerschaft nachzudenken. Die Akzeptanz des Screenings war innerhalb dieser Gruppe sehr hoch [Tsianakas et al. 2012].

Die beiden Paare der vorliegenden Studie, die sich gegen eine PND und eine Abtreibung und somit für ein krankes Kind entschieden haben, hätten die Untersuchung im ersten Trimenon durchführen lassen können. Ihre moralische Einstellung gegen Abtreibungen war der Grund für ihre Entscheidung.

Der Zeitpunkt der Untersuchung ist also in der vorliegenden Studie nicht das Hauptkriterium für die Entscheidung gegen PND und einen Schwangerschaftsabbruch. Eher sind es moralische oder religiöse Gründe. Zu erwähnen ist, dass zwei von den vier Familien mit kranken Kindern eine PND durchführen ließen und schon vor der Geburt von der Veranlagung ihrer Kinder wussten. Sie lehnten also nicht die Untersuchung, sondern nur den Schwangerschaftsabbruch ab.

In einer Studie in England wurde heterozygoten Thalassämiker-Paaren eine PND empfohlen und der Effekt auf ihre Reproduktionspläne und Schwangerschaftsverläufe untersucht. Von den 102 teilnehmenden Paaren waren 70 % Zyprioten, 23 % indische Pakistaner und Bengalen und 7 % anderer Nationalität.

> „66 % of viable pregnancies ended in an unaffected livebirth, and 24 % were terminated following prenatal diagnosis: 3.7 % were lost following the obstetric procedure; there were two stillbirths; two abortions for chromosomal abnormality; and three terminations for fear of thalassaemia. There were nine affected livebirths: five following parental choice (four couples declined prenatal diagnosis, one continued a known affected pregnancy); three following a prenatal misdiagnosis; and one to a couple at known risk but not referred. Six of the affected children are alive on conventional treatment. Three had a bone marrow transplant, and two of these died" [Petrou et al. 2000, S. 470].

In dieser Studie entschied sich ein Großteil der Paare nach pathologischem Befund bei der PND in Folge auch für einen Abbruch des kranken Fötus. Zwei Paare entschieden sich auch nach einer positiven PND bzw. erkranktem ungeborenen Kind trotzdem gegen einen Schwangerschaftsabbruch. Sie ließen die PND durchführen, um vor der Geburt darüber informiert zu sein und sich auf die Therapie einzustellen. Es kann deshalb für Zyprioten nicht verallgemeinert werden, dass diejenigen, die gegen eine Abtreibung sind, auch keine PND annehmen.

Die meisten Zyprioten nutzen die Untersuchung zur Feststellung des genetischen Status des Fötus, um ihrem Traum einer gesunden Familie näher zu kommen. In der Studie hatten viele Paare kranke Verwandte oder Bekannte und konnten die hohe Belastung durch die erforderlichen Therapien ermessen. Sie wollten nicht ihre eigenen Kinder mit einer so großen Last auf die Welt bringen.

Bei den meisten Paaren hatten die Ergebnisse der Blutuntersuchungen keinen Einfluss auf die Reproduktionsentscheidungen (vgl. Diskussion in

4.7). Nur eine Minderheit stellte die Partnerschaft wegen des Risikos, ein krankes Kind zu bekommen, in Frage. Ein Paar möchte nur mittels PID seinen Kinderwunsch erfüllen.

Die meisten Interviewten berichteten, dass sie sich wahrscheinlich nicht untersuchen lassen würden, wenn dies nicht obligatorisch wäre. In diesem Fall hätten sie vermutlich auch nicht an der PND teilgenommen, und sie würden somit mehr kranke Kinder bekommen. Da die Paare vor einer Schwangerschaft ihre Chancen für die Gründung einer gesunden Familie kennen, haben sie die Möglichkeit, individuelle Reproduktionsentscheidungen zu treffen. In der vorliegenden Studie entschieden sich drei Paare bei jedem kranken Fötus für einen Schwangerschaftsabbruch, zwei weitere Paare jedoch nur in ihrer ersten Schwangerschaft. Ein junges Paar hatte zum Zeitpunkt der Studie noch keine Kinder, wollte aber eine gesunde Familie gründen. Deshalb brach es eine bestehende Schwangerschaft ab, da der Fötus krank war, wenn er auch nicht an Thalassämie litt.

Eine ältere Studie aus Italien [Gamberini et al. 1991] zeigte, dass Carrier, die bereits kranke Kinder hatten, sich für eine größere Familie entschieden als Betroffene, die vor der ersten Schwangerschaft ihren genetischen Status kannten. Letztere ließen eine PND durchführen, um eine gesunde Familie zu gründen. Dies deutet darauf hin, dass die Reproduktionspläne eines Paares und die Methoden bzw. Tests, die sie dafür anwenden, nicht nur von der Kultur und von ihren religiösen und moralischen Überzeugungen abhängen, sondern auch von ihren Lebenserfahrungen, insbesondere ihren Erfahrungen mit der Krankheit. Die diagnostischen und therapeutischen Möglichkeiten, die zum Zeitpunkt der Familiengründung vorliegen, sind allein noch kein Grund für den Wunsch eines Paares nach mehr Kindern [Decruyenaere et al. 2007].

Die Geburt kranker Kinder auf Zypern heutzutage basiert – zumindest in der vorliegenden Studie, nicht darauf, dass die Eltern gegen PND eingestellt sind, sondern auf ihrer bewussten Entscheidung gegen einen Schwangerschaftsabbruch. Nur ein Paar, das absolut gegen eine Abtreibung ist, betrachtete die PND selbst als so riskant, dass sie die daraus resultierenden Informationen nicht zu erhalten wünschte.

4.8.2 Reproduktionsentscheidungen: Verzicht auf Kinder, Schwangerschaftsabbrüche oder Akzeptanz kranker Kinder

Einige dieser Paare waren nach der Untersuchung ihres genetischen Status auf Thalassämie besorgt, ob sie ihren Wunsch nach Familie und gesunden Kindern erfüllen könnten. Alle Paare entschieden sich letztlich, eigene Kinder zu bekommen: entweder unter Inkaufnahme kranker Kinder ohne PND oder nach PID oder PND und ggf. einem Schwangerschaftsabbruch. In der untersuchten Gruppe gab es kein Paar, das auf eigene Kinder verzichten wollte.

Nach Atkin und Ahmad sei bei asiatischen Familien ein Schwangerschaftsabbruch im ersten Trimenon akzeptabler als im zweiten Trimenon.

> „There is a series of psychological and emotional, as well as social and moral reasons why an abortion at an advanced stage will be unacceptable and this applies equally to white women. One reason among these may be the fundamentally different techniques for abortion before [...] and after 12-13 weeks of pregnancy" [Atkin und Ahmad 1998, S. 453].

Die Aussagen der befragten zypriotischen Mütter, die in einem fortgeschrittenen Schwangerschaftsstadium einen Abbruch erlebt haben, unterstützen diese These und legen dar, dass die Intensität der Belastung bei einem Schwangerschaftsabbruch vom Zeitpunkt abhängig ist. Eine Teilnehmerin, die ihren ersten Abbruch im fünften Schwangerschaftsmonat durchführen ließ, berichtete, wie sehr sie dieser Eingriff psychisch belastete. Erstens bewegte sich das Kind bereits und war für sie schon ein Lebewesen, zweitens hatte sie erst in diesem Stadium von der Schwangerschaft erfahren. Außerdem wurde der Abbruch wie eine Geburt durchgeführt mit dem Ergebnis eines toten Kindes. Eine zweite Teilnehmerin berichtete, dass der Zeitraum von der Amniozentese bis zur Bekanntgabe des Ergebnisses so belastend für sie gewesen sei, dass sie kein zweites Kind bekommen wollte.

Hoedemaekers und ten Have schreiben:

> „selective abortion is for most couples at risk a better option than having no children. The grief and suffering caused by termination of pregnancy is apparently believed to be less intense than the grief of having no children" [Hoedemaekers und ten Have 1998, S. 283].

Dies kann nicht allerdings nicht verallgemeinert werden. Insbesondere in orthodox religiösen Bevölkerungsgruppen spielt die Religion eine entscheidende Rolle bei der Ablehnung einer Abtreibung. Viele akzeptieren ihr Schicksal und sehen auch das kranke Kind als Geschenk Gottes [Ahmed et al. 2006].

Callanan et al. zeigten in einer Studie, dass 11 % der befragten Paare, bei denen Carrier der zystischen Fibrose mit Nicht-Carriern verheiratet waren, ihre Reproduktionspläne nach der Bekanntgabe des genetischen Status änderten, obwohl die Kinder lediglich mit einem Risiko von 50 % selbst Carrier seien [Callanan et al. 1999]. Studien ähnlicher Art zeigen, dass Frauen öfter ihren genetischen Status untersuchen lassen als Männer [Van't Spijker und ten Kroode 1997] und dass der Carrier-Status generell die Reproduktionspläne junger Familien ändern kann [Decruyenaere et al. 2007]. Gründe wie eine eventuelle Diskriminierung ihres Kindes oder Missverständnisse bei der Aufklärung könnten dafür verantwortlich sein, aber auch Angst vor der Wahrheit.

Die zwei Paare mit erkranktem Partner entschieden sich für eigene Kinder, obwohl bei einer Verbindung eines homozygot Betroffenen und einem (hetereozyogten) Carrier ein 50%iges Risiko besteht, ein krankes Kind zu bekommen.

Eine Adoption käme für die Befragten nicht in Betracht. Das junge Thalassämiker-Carrier-Paar, das noch keine Kinder hatte, nahm die Reproduktion als Problem wahr und versuchte sich (als einziges der 14 Paare) seinen Wunsch nach eigenen gesunden Kindern mittels künstlicher Befruchtung (IvF) und PID zu erfüllen. Nach zweimaligem Misserfolg in den letzten Jahren und wegen der hohen finanziellen Belastung versuchten sie zum Zeitpunkt der Studie, auf natürliche Art Kinder zu bekommen. Sie würden ggf. einen Schwangerschaftsabbruch nach PND durchführen lassen, um ihr eigenes Kind nicht an Thalassämie leiden sehen zu müssen. Es ist nicht klar, ob dieses Paar sich für IvF mit PID entschied, weil es seinen Kinderwunsch schnell erfüllen wollte, oder weil es die Wahrscheinlichkeit von 50 %, ein krankes Kind zu bekommen, als zu hoch einstufte.

In Sardinien wurden die Erfahrungen der heterozygoten Thalassämiker-Paare mit PID untersucht. Danach könnte durch diese Methode die Geburt eines kranken Kindes, aber auch die emotionale und psychologische Last einer Abtreibung vermieden werden.

> „Previous studies have demonstrated that couples who experienced voluntary interruption of pregnancy after prenatal invasive diagnosis would have preferred preiplantation genetic diagnosis rather than the traditional chorionic villus sampling“ [Monni et al. 2004, S. 953].

Nach einem Bericht der Zypriotischen Zeitung „Fileleftheros“ im Jahr 2005 wurde die PID seit 1997 auf der Insel durchgeführt, das erste Kind nach PID auf Zypern 1998 zur Welt kam. Bisher sind auf Zypern auf diese Weise insgesamt 30 Kinder ohne Thalassämie (inklusiv das erste Kind international) geboren worden [Haralampidi 2005].

Laut Aussagen der Teilnehmer kostet diese Methode ca. 2000 zypriotische Pfund (entspricht ca. 3300 Euro) und ist damit für junge Paare sehr teuer. Der hohe finanzielle Aufwand dieser Alternative und die Tatsache, dass diese noch nicht lange auf Zypern durchführbar ist, zeigen, dass die Zyprioten im Vergleich zu Betroffenen anderer Nationalitäten die PID als Methode zur Erfüllung ihres Kinderwunsches real erst spät ergreifen konnten. Nur sechs von den 14 beteiligten Paaren dieser Studie haben nach 1997 (also nach Verfügbarkeit der PID) geheiratet bzw. ein weiteres Kind bekommen. Es ist daher nicht beurteilbar, ob Paare, die in den letzten Jahren geheiratet haben, eine PID bevorzugen würden oder nicht.

Die Techniken der assistierten Reproduktion und der PID werden ständig weiter entwickelt und ihre Anwendungen ausgeweitet. Weltweit wird etwa in einem Sechstel der Fälle von PID nach einer monogenetischen Erkrankung wie der Thalassämie gesucht [Harper et al. 2012]. Mit der PID verbunden sind weitere ungelöste ethische Probleme [Harper et al. 2014]. Es wird erwartet, dass nicht eine Methode *allein* effektiv verhindern kann, dass Kinder mit monogenetischen Erkrankungen geboren werden. Daher wird in der Literatur weiterhin die Notwendigkeit von Carrier Tests und PID diskutiert [Hens et al. 2013].

Die Ergebnisse dieser Studie zeigen, dass die meisten zypriotischen Paare, die ein hohes Risiko haben, ein Thalassämie-Kind zu bekommen, sich trotzdem für eigene Kinder entscheiden. Diejenigen, die keine kranken Kinder bekommen möchten, bevorzugen einen Schwangerschaftsabbruch. Religiöse, moralische oder soziale Gründe können aber zur Ablehnung eines Schwangerschaftsabbruchs führen, auch wenn der Fötus an Thalassämie erkrankt ist. Die befragten Paare bevorzugen dennoch keine Adoption oder die Möglichkeit einer IvF plus PID, sondern entscheiden sich für eigene auf natürlichem Wege gezeugte Kinder. Die Paare, die bereits ein krankes Kind bekommen haben, äußerten sich nicht darüber, ob sie noch weitere Kindern bekommen wollen oder ob, wie in anderen Studien beschrieben wurde, die Geburt ihres kranken Kindes ihre Reproduktionspläne negativ beeinflusst hat [de Braekeleer et al. 2004].

4.9 Diskriminierung

Im Folgenden wird diskutiert, inwieweit sich Thalassämiker, Carrier und Familien mit gesunden oder kranken Kindern auf Zypern diskriminiert fühlen bzw. benachteiligt werden, wenn sie ihren genetischen Status bekannt geben. Dabei wird auch der Zusammenhang zwischen Diskriminierung und einer allgemeinen Genetisierung thematisiert.

4.9.1 Welche Betroffenen fühlen sich nicht diskriminiert?

Auf Zypern ist jeder siebte Einwohner Träger eines Allels für Thalassämie [Guterman 2003]. Laut Hadjiminas beträgt die Carrier-Häufigkeit der β-Thalassämie auf Zypern bei 15 %, so dass bei ca. einem von 45 Paaren beide Partner heterozygot sind. Zyprioten seien heutzutage über ihren genetischen Status so gut aufgeklärt, dass Informationsmaterial in Form von Broschüren und Dokumentationen durch die Medien vielfach nicht mehr erforderlich seien. Zudem fänden regelmäßig Veranstaltungen zum Thema Thalassämie statt, in einer Aktionswoche versuche die Organisation gegen Thalassämie auf Zypern die Bürger besser zu informieren und dafür zu werben, dass alle gemeinsam kämpfen sollten, um die Krankheit einzugrenzen [Hadjiminas 2004].

Die vorliegende Studie bestätigt den guten Informationsstand der Paare, die in den letzten Jahren geheiratet haben. Carrier und Thalassämiker seien bis in die 1980er Jahre diskriminiert worden. Heute seien die Zyprioten gut informiert, und Diskriminierung aufgrund des genetischen und gesundheitlichen Status sei kein Thema mehr. Im Gegensatz dazu zeigten einige Paare, die in den ersten Jahren dieses Programms geheiratet hatten, ein mangelndes Allgemeinwissen über Thalassämie.

> „The screening and counselling program for β-Thalassaemia in Cyprus has long been presented by professionals as a model of successful population screening programm" [Hoedemaekers und ten Have 1998, S. 275].

Genetisches Screening, PND und Schwangerschaftsabbrüche im Fall eines kranken Fötus würden von Zyprioten weitgehend gut akzeptiert [Hadjiminas 2004].

Da die Mehrheit der zypriotischen Familien sich mit dem Problem aus eigener Betroffenheit (bzw. der von Bekannten, Freunden oder Verwandten) beschäftigt, setzt vermutlich die Diskriminierung von Betroffenen herab. Die Häufigkeit dieses genetischen Merkmals innerhalb der Population Zyperns und der gute Informationsstand der Bevölkerung können eine weitere Erklärung dafür sein, dass zehn Interviewpartner keinerlei Diskriminierung empfanden. Dabei handelte es sich allerdings ausschließlich um Carrier, von denen nur einer ein krankes Kind hat. Weist die Tatsache, dass viele Carrier auf Zypern sich nicht diskriminiert fühlen, also auf eine geringe Diskriminierung von Kranken oder asymptomatischen Carriern hin?

4.9.2 Werden Carrier auf Zypern diskriminiert?

Knapp ein Drittel der interviewten Carrier berichtet, dass sie von ihrer Umgebung oder von ihrer eigenen Familie wegen des genetischen Status ihres Partners negativ angesehen und in ihren Entscheidungen zur Familiengründung und Reproduktion beeinflusst worden sind. Einige fühlen sich wegen ihres genetischen Status „anders", und einige glauben, dass in den vergangenen Jahren die Diskriminierung noch stärker ausgeprägt war.

In der Studie zur Carrier-Testung für die Tay Sachs-Erkrankung an kanadischen High Schools (vgl. 4.5) wurde neben dem Interesse an Carrier-Tests auch untersucht, ob die Tests bzw. die Ergebnisse die Betroffenen in ihrer sozialen Umgebung benachteiligen. Ross zeigte, dass Carrier der Tay Sachs-Erkrankung, denen wie Thalassämie-Carriern keine bzw. nur geringe krankheitsspezifischen gesundheitlichen Risiken drohen, nicht diskriminiert wurden, im Gegensatz zu Carriern der Sichelzellanämie [Ross 2006].

Clarke [1998] schreibt,

> „that there can be disadvantages to being identified as a carrier of a recessive disease. Carriers can experience shame, social stigmatization and institutionalized discrimination. Some carriers may have latent concerns about their own health, or may be ‚worried' about their carrier status even years after testing and may have concern about their own future health" [Clarke 1998, S. 221].

Auch andere Arbeiten zu verschiedenen rezessiven Krankheiten verdeutlichen, dass Carrier stigmatisiert bzw. diskriminiert werden könnten [Eng et al. 1997, Karimi et al. 2007] und dass sie mit den psychologischen Konsequenzen dieses Status kämpfen müssten [Emery 2001]. Es wird aber auch beschrieben, dass Carrier von autosomal-rezessiven Krankheiten sich subjektiv nicht diskriminiert fühlten [Williams und Schutte 1997] bzw. sechs Monate, nachdem sie ihren eigenen Carrier-Status bzw. den ihrer Kinder erfahren hatten, nicht mehr übermäßig besorgt waren [Parsons et al. 2003].

In der vorliegenden Studie waren nur wenige Carrier wegen ihres genetischen Status besorgt. Bis auf zwei Frauen, die sich fühlten sich durch die Information körperlich geschwächt fühlten, empfanden die meisten sich deswegen nicht benachteiligt. Allerdings hätten einige Familien negativ auf die Mitteilung reagiert, dass sie einen anderen Carrier heiraten wollten. Dies lässt darauf schließen, dass sich die Mehrheit der zypriotischen Carrier für Thalassämie wegen ihres genetischen Status nicht benachteiligt fühlt, aber Familienmitglieder womöglich negativ auf die Partnerschaft mit einem anderen Carrier und einen sich anschließenden Kinderwunsch reagieren. Zu berücksichtigen ist allerdings, dass Carrier ihren Carrier-Status oder ihre Entscheidung für ein krankes Kind nicht immer erwähnen werden in ihrem Umfeld. Werden sie also tatsächlich nicht benachteiligt? Sie werden vermutlich als unverheiratete Carrier ohne Kinder nicht diskriminiert, da sie meist keine klinischen Auffälligkeit oder gesundheitlichen Einschränkungen aufweisen. Ab dem Zeitpunkt aber, an dem sie einen Kranken oder Heterozygoten heiraten und ihren eigen genetischen Status möglicherweise thematisieren, werden einige in ihrem Umfeld als Carrier einer rezessiven Erkrankung in besonderer und negativer Weise wahrgenommen.

Im Gegensatz zu der von Clarke [1998] beschriebenen Einschätzung gibt es keinen Hinweis, dass sich Zyprioten wegen ihres genetischen Status schämen. Eines der ersten Screening-Programme wurde in Griechenland für Sichelzellanämie entwickelt. Allen Carriern wurde empfohlen, keine Partnerschaft mit anderen Heterozygoten einzugehen. Sieben Jahre nach Einführung des Programms wurde festgestellt, dass viele aus Angst, keinen Partner zu finden oder diskriminiert zu werden, ihren genetischen Status nicht bekannt gegeben hatten. Somit wurde die Anzahl der Carrier-Paare nicht reduziert [vgl. Holtzman 1998, S. 400]. Die Ergebnisse dieser älteren Studie passen nicht zu der heutigen Einstellung der zypriotischen Bevölkerung. Es kann aus den Daten die These abgeleitet werden, dass die Diskriminierung in verschiedenen Ländern unterschiedlich ausgeprägt ist. Plausibler ist aber, dass dieser Unterschied zwischen den Studienergebnissen auf den Zeitpunkt der beiden Studien zurückzuführen ist. In der Vergangenheit sei den Interviews zufolge die Diskriminierung gegen Carrier vermutlich stärker ausgeprägt gewesen als heute.

Bei einem Screening-Programm auf mehrere Krankheiten in den USA bekommen die Probanden, die sich freiwillig untersuchen lassen, ihre Ergebnisse nicht persönlich mit entsprechender Beratung, sondern über eine Identifikationsnummer mitgeteilt. Ziel dabei ist es, eine eventuelle Stigmatisierung und die Verlegenheit der Betroffenen zu vermeiden [Ross 2006]. Das sichert die Anonymität, schützt aber nicht vor dem Phänomen, das in Griechenland beschrieben wurde: dass die Betroffenen sich nicht trauen, über ihren Status zu sprechen, weil sie Stigmatisierung fürchten.

Zuvor wurden der Zeitpunkt der Pflichtuntersuchung und der Einfluss des genetischen Status auf die Partnerwahl erörtert (siehe 4.5 und 4.7). Einerseits könnte der späte Zeitpunkt der Pflichtuntersuchung erst kurz vor der Eheschließung die Wahl eines geeigneten (gesunden) Partners erschweren. Andererseits könnte die Tatsache, dass sich die meisten Paare trotz ihres gemeinsamen Carrier-Status nicht gegen die Partnerschaft entscheiden, auch ein Beleg für eine nur geringe Diskriminierung sein. Die Bedenken einiger Paare zur existierenden Partnerschaft seien laut einer Interviewten weniger auf die Sorge vor Diskriminierung zurückzuführen, als auf die Angst, keine gesunden Kinder bekommen zu können.

Die Studie zu pakistanischen Jugendlichen in Großbritannien deutet darauf hin, dass diese Gruppe, obwohl sie sich auch positiv zur PND und Carrier-Testung äußert, wegen einer möglichen Stigmatisierung überwiegend negativ gegenüber einer Identifikation als Carrier eingestellt war. Mangelnde Kenntnisse über den Carrier-Status und den Vererbungsmodus von Thalassämie können solche negative Einstellungen verstärken [Ahmed et al. 2002]. In der vorliegenden Studie auf Zypern, wo ein guter Informationsstand der Bevölkerung zu verzeichnen ist, sprach sich lediglich eine Studienteilnehmerin gegen eine Pflichtuntersuchung aus. Mangelnde Kenntnisse über eine Krankheit können dazu beitragen, dass die Situation und der Schweregrad falsch eingestuft und somit die Betroffenen diskriminiert werden.

Ein großer Vorteil für Paare, die an genetischen Programmen teilnehmen, ist die damit verbundene Information und Aufklärung und das dadurch wachsende Verständnis ihres genetischen Status. Sie sind somit weniger besorgt über eine mögliche Stigmatisierung [de Montalembert et al.

2005, S. 529]. Dies überträgt sich möglicherweise auch auf die nächste Generation: Wenn Eltern selbst durch das Programm aufgeklärt wurden, werden sie vermutlich die Partnerschaft ihres Kindes, das als Carrier ebenfalls einen Carrier gewählt hat, weniger ablehnen. Die in dieser Studie dargelegte Ablehnung durch manche Eltern ist also möglicherweise auch darauf zurückzuführen, dass diese Eltern weniger gut über ihren Status informiert und aufgeklärt waren.

4.9.3 Genetisierung

Unter Genetisierung werden medizinische und gesellschaftliche Prozesse wie auch Veränderungen verstanden, die aus einer stärkeren Gewichtung der Bedeutung von genetischem Wissen und genetischen Informationen für individuelle oder soziale Handlungen und Entscheidungen resultieren [ten Have 2001, Hedgecoe 2001]. Wenn eine Genetisierung stattfindet, stellt sich die Frage, wie diese moralisch zu bewerten ist. Darüber hinaus ist zu klären, welchen Einfluss genetisches Screening und verpflichtende Carrier-Tests auf diese Genetisierung ausüben [Hedgecoe 2003]. Ist die beschriebene und befürchtete Diskriminierung also direktes negatives Resultat der genetischen Untersuchungen oder auch die Folge einer allgemeinen Genetisierung?

Die ehemalige Bundesforschungsministerin Edelgard Bulmahn forderte, dass genetische Tests auf keinen Fall obligatorisch werden dürften [vgl. Richter 2002]. Ein genetischer Test und die damit verbundene Aufklärung sollten jedoch verfügbar sein und den Betroffenen auf Wunsch Auskunft über die Bedeutung der Krankheit und über damit verbundene Behandlungs- und Entscheidungsoptionen geben, sodass sie autonom und unbeeinflusst individuelle Entscheidungen treffen können [ten Have 2001, Haan 2003]. Nur dann könne der Betroffene von den Vorteilen genetischer Tests profitieren.

Genetik gewinnt heutzutage zunehmend an Bedeutung im Bereich der Diagnostik, der Produktion von Medikamenten und der Therapie und erhält dadurch einen zunehmenden Stellenwert in der Gesellschaft. Dies spiegelt sich auch wieder in einer metaphorischen Bedeutung des Genoms: Gene seien „a very powerful image“ und „human beings are in all their complexity products of a molecular text“ [ten Have 2001, S. 296]. Damit verbunden ist ein Reduktionismus, der wiederum normative Konsequenzen hat: „Es scheint, als hätten die Gene den Platz der altmodisch gewordenen Seele eingenommen, als bildeten sie nun den Kern unserer Identität. Das ich wird auf eine molekulare Entität reduziert“ [Gordijn 1998, S. 11]. Die Gefahr einer solchen Entwicklung ist, dass jede Krankheit, die genetische Ursachen hat, und darüber hinaus jede Abweichung, jeder „Fehler“, der im Genom diagnostiziert wird, als Fehler an der Person wahrgenommen wird [Heim 2002]. Von außen betrachtet entsteht der Eindruck, dass durch ein genetisch geprägtes Menschenbild das Schicksal nicht mehr in den Sternen, sondern in den Genen gesucht wird, dass dadurch aber eine erhebliche Schicksalsgläubigkeit erhalten bleibt [vgl. Scott 2006, S. 114].

Genetische Tests identifizieren genetische Variationen und ermöglichen uns dadurch das Verständnis, dass wir alle mehr oder weniger potenziell krank sind [Savulescu und Kerin 2000]. Was wären die Folgen, wenn der Mensch wüsste, wann er sterben wird, für welche Krankheiten er prädisponiert ist, ob und für welche Erkrankungen er Carrier ist? Würde der Mensch sich so entwickeln, wie er es ohne diese Kenntnisse voraussichtlich tun würde? Ist diese Veränderung in der individuellen Entwicklung moralisch problematisch oder sogar begrüßenswert? Als „Genetisierung“ wird das komplexe Zusammenspiel zwischen Medizin, Genetik, Gesellschaft und Kultur bezeichnet, das einen Prozess in Gang setzt, der die Unterschiede zwischen Menschen hinsichtlich ihrer Verhaltensweisen, psychologischen Konstitutionen und Krankheiten auf der Ebene von DNA und Genen zu erklären versucht [ten Have 2001]. Was sind die Folgen einer solchen Genetisierung? Konkret ist z.B. zu fragen, ob beispielsweise Versicherungen und Arbeitgeber in der Zukunft derartige genetische Informationen verlangen oder auf sie Zugriff haben dürfen.

Screening-Programme, wie das auf Zypern, verfolgen „eugenische“ Ziele und haben – vor allem durch Schwangerschaftsabbrüche bei erkrankten Föten – eugenische Folgen (vgl. die ausführlichere Diskussion in Kapitel 4.5). Das hat wiederum Auswirkungen auf den Umgang mit Kranken und Carriern sowie auf die damit verbundene Diskriminierung. Das Thalassämie-Programm verfolgt explizit die Zielsetzung, die Anzahl der Kranken zu reduzieren, und wertet dadurch deren Leben ab [Savulescu und Kerin 2000, S. 16]. Die Absicht, das anormale Leben nach genetischer Diagnostik zu beseitigen, führt dazu, dass Kranke immer weniger akzeptiert und sie deshalb diskriminiert werden [Kakuk 2006]. In der Literatur wird die Frage allerdings kontrovers diskutiert, ob das zypriotische Screening-Programm eugenisch ist oder nicht so benannt werden sollte [Cowan 2009].

Eltern, die sich gegen eine PND entscheiden, tragen die Verantwortung für das Leiden ihres Kindes, wenn es krank geboren wird. Sie können sich nicht mehr darauf berufen, dass sie „Pech" hatten und ihr Kind deshalb krank ist. Sie sind dafür verantwortlich [ten Have 2001, S. 301]. Diese Verantwortung wird einerseits moralisch verstanden, könnte andererseits aber auch ökonomisch interpretiert werden und zu entsprechenden gesellschaftlichen Reaktionen führen. Genetische Tests werden heutzutage als hilfreiche Mittel für den Menschen gesehen, ohne ihm allerdings die Verantwortung für aus der Diagnostik resultierende Entscheidungen abzunehmen. Früher als schicksalhaft gedeutete Prozesse werden so als notwendige Entscheidungen (für oder gegen Diagnostik, für oder gegen einen Schwangerschaftsabbruch) in den individuellen Verantwortungsbereich verlagert.

Der Prozess der Genetisierung bewirkt, dass pathologische Gene aus dem menschlichen Genpool beseitigt werden und die Menschheit dadurch einerseits gesünder leben kann, der einzelne Mensch aber eine stärkere Verantwortung für sein Schicksal tragen muss. Durch Screening-Programme und den Versuch, jedes anormale Gen zu erkennen und gegebenenfalls zu beseitigen, wird deutlich, dass der Mensch Abweichungen von der genetischen Norm immer weniger akzeptiert und toleriert; dadurch wächst das Diskriminierungspotenzial zwangsläufig.

Am Beispiel Zyperns und im Rahmen dieser Studie konnte nachgewiesen werden, dass das Thalassämie-Programm in der Wahrnehmung der meisten Betroffenen eher zu einer Reduzierung als zur Erhöhung von Diskriminierung und dadurch zur Akzeptanz der Kranken in der Gesellschaft beigetragen hat. Die Tatsache aber, dass Eltern kranker Kinder oft wegen ihrer Entscheidung für das Kind kritisiert werden, zeigt, dass die individuelle Entscheidungsverantwortung einem erheblichen normativen Druck aus der Gesellschaft unterliegt. Einerseits wird die Verantwortung in den individuellen Entscheidungsbereich verlagert, andererseits ist diese Entscheidung nicht frei von gesellschaftlicher Einflussnahme.

4.9.4 Kranke Kinder: Verantwortung und Schuld

Einige Interviewte dieser Studie spüren als Eltern eines kranken Kindes die Diskriminierung bzw. vermuten als Carrier, dass sie diskriminiert würden, wenn sie sich für ein krankes Kind entschieden.

Das genetische Screening hat auf die beiden Elternteile unterschiedliche Auswirkungen. Die Frau hat die Hauptrolle bei der Bewältigung jeder mit einer Schwangerschaft verbundenen Entscheidung, und für sie ist die Last der Entscheidung für oder gegen einen Schwangerschaftsabbruch und somit auch die Verantwortung für ein krankes Kind größer [Chadwick et al. 1998, S. 265]. In dieser Studie konnte gezeigt werden, dass auch die Diskriminierung in Bezug auf die Entscheidung für ein krankes Kind zum größeren Teil die Mutter betrifft. Aus diesem Grund haben sie ihre Entscheidungen teilweise verheimlicht. Sie wollten dadurch sowohl einer Diskriminierung als auch dem Mitleid von Familie und Bekannten entgehen.

In Afrika ist die Gefahr einer Stigmatisierung der Mütter ebenfalls groß. Viele Männer glauben, dass Blutkrankheiten nur von den Frauen auf ihre Kinder übertragen werden. Aus Verantwortung wird gemäß dieser traditionalistischen Sichtweise eine persönliche Schuld. Deswegen geben viele Frauen ihren genetischen Status nicht bekannt, um weiterhin einen Ehemann finden zu können. Um diesen psychischen Stress zu reduzieren, sei eine ausführliche Aufklärung über den genetischen Status ratsam [de Montalembert et al. 2005].

Ähnliches beschrieben Tsiantis und Kollegen in einer Studie: Männer in Griechenland hätten die Tendenz, die Mutter ihres kranken Kindes für die Erkrankung verantwortlich zu machen. Rechnerisch sei selbstverständlich der Einfluss beider Eltern auf den genetischen Status ihrer Kinder gleich groß, Männer beschuldigten allerdings ihre Frauen häufiger. Das war auch der Grund, warum in der genannten Studie die Mehrheit der freiwilligen Teilnehmer Frauen waren. Darüber hinaus konnte gezeigt werden, dass viele Mütter diese Schuldzuweisung sogar akzeptieren [Tsiantis et al. 1996, S. 200].

Eltern auf Zypern waren in den 1960er Jahren nach der Geburt eines kranken Kindes psychisch stark belastet. Ihr genetischer Status war ihnen nicht bekannt. Hadjiminas berichtete, dass einige Zypriotinnen sich das Leben genommen haben, weil sie kranke Kinder bekommen hatten und in anderen Fällen Ehepaare auseinander gingen, weil der Mann behauptete, seine Frau wäre für diese Erkrankung verantwortlich [Hadjiminas 2004, S. 133].

In der vorliegenden Studie wurden keinerlei Hinweise gefunden, dass die Väter eines kranken Kindes ihre Frauen beschuldigten. Allen Paaren war durch die Kenntnis ihres genetischen Status von vornherein klar, dass sie an einer möglichen Erkrankung ihres Kindes (genetisch) zu 50 % beteiligt wären. Alle Studienteilnehmerinnen gaben an, dass sie mit dem Partner gemeinsam alle Entscheidungen zum Thema Reproduktion getroffen hätten. Bei einem Paar wollte der Ehemann keinen weiteren Schwangerschaftsabbruch durchführen lassen und überredete seine Frau, sich für das kranke Kind zu entscheiden. Eine weitere Teilnehmerin, die einen zweiten Schwangerschaftsabbruch ablehnte, erhielt bei ihrer Entscheidung die Unterstützung ihres Mannes. Die Tatsache aber, dass die Mütter kranker Kinder im Vergleich zu ihren Partnern eher Diskriminierung zu spüren bekamen, zeigt möglicherweise die Tendenz der sozialen Umgebung, die Mutter zu beschuldigen. Mütter waren deshalb auch zurückhaltender als die Väter, die Krankheit ihres Kindes bekannt zu geben.

Studien belegen, dass Informationsdefizite über die Krankheit und ihre Entstehung Schuldgefühle bei der Mutter hervorrufen können. So sind Überzeugungen dokumentiert, dass Mütter sich für das Leiden ihres Kindes verantwortlich fühlen, weil sie während der Schwangerschaft etwas dem Fötus gegenüber Unangemessenes getan hätten [Clarke 1998], oder weil sie ihren Kindern etwas „Böses/Schlechtes" vererbt hätten. Diese Sorgen der Eltern bessern sich aber in den meisten Fällen nach Bekanntgabe des genetischen Status [Parsons et al. 2003].

Bei einem Neugeborenen-Screening in Australien gab vor der Untersuchung ein Drittel der Mütter an, dass sie eventuell Schuldgefühle haben würden, wenn ihre Kinder Carrier einer Erbkrankheit seien. Über die Hälfte dieser Mütter wäre um die Zukunft ihrer Kinder besorgt, wenn sie eine genetische Krankheit vererbt haben sollten [Quinlivan und Suriadi 2006]. Weitere Studien zeigen ebenso die Schuldgefühle der Eltern, wenn sie vom Carrier-Status ihrer Kinder erfuhren [Oliver et al. 2004] Aus den gleichen Gründen gaben Carrier für zystische Fibrose die Untersuchungsergebnisse ihren Eltern nicht bekannt. Sie wollten bei ihnen die Entstehung von Schuldgefühlen vermeiden [Williams und Schutte 1997].

Keine Mutter eines kranken Kindes in der vorliegenden Studie berichtete von Schuldgefühlen gegenüber ihrem Kind. Alle beteiligten Paare waren bei der Aufklärung über ihren genetischen Status auch über die Krankheit und ihre Möglichkeiten zur Reproduktion informiert worden. Allerdings wurden die Eltern eines befragten Paares von Schuldgefühlen geplagt, da sie ihren Kindern das Merkmal vererbt hatten. Sie fühlten sich schuldig daran, dass ihre Kinder diese Probleme in Bezug auf ihren Kinderwunsch bewältigen mussten.

In einer Studie in Indien wurde festgestellt, dass 4 % aller Eltern ihre Verwandten nicht über die Thalassämie-Erkrankung ihrer Kinder informieren. Die Gründe dafür waren folgende: Sie betrachteten Thalassämie als soziales Stigma und wollten nicht isoliert werden. Sie waren besorgt, dass eventuell ihre anderen, gesunden Kinder in der Zukunft Schwierigkeiten bei der Partnersuche haben könnten. Des Weiteren beschrieben die Teilnehmer, dass ihre Verwandten aufgrund ihres niedrigen Bildungsgrades und ihrer ländlichen Herkunft die Bedeutung dieses Problems bzw. dieser Krankheit nicht verstünden. Der dritte Grund für das Zurückhalten der Information über ihren genetischen Status war, dass der Vater und die Schwiegereltern dann die Mutter für die Krankheit des Kindes verantwortlich machen würden [Saxena und Phadke 2002, S. 33]. Ein wesentlich kleinerer Anteil in der genannten Studie behauptete, dass die Mutter tatsächlich Schuld an der Krankheit ihres Kindes trage.

Die Ergebnisse der vorliegenden Arbeit zeigen, dass Mütter sich stärker diskriminiert fühlen als ihre Partner; es wurde aber nicht direkt behauptet, dass ein Mann seine Frau für die Erkrankung des Kindes beschuldige. Die Frauen berichteten, sie wären eher bei den Krankenhausbesuchen zur Behandlung ihrer Kinder Vorwürfen von Seiten des Personals ausgesetzt gewesen. Sie waren dort meist mit ihren Kindern allein und wurden abwertend behandelt. Weitere Studien sind erforderlich, um herauszufinden, ob es Unterschiede in Art und Umfang der Diskriminierung zwischen zypriotischen Müttern und Vätern von kranken Kindern gibt.

4.9.5 Werden Thalassämiker aufgrund des Programms zur Bekämpfung der Thalassämie stärker diskriminiert?

Wenn in einer Gesellschaft die PND gefördert wird, dann häufig mit dem Ziel, mindestens aber mit dem Effekt, die Geburtenrate von Kindern mit der Erkrankung, für die die Untersuchung einen Präventionsansatz darstellt, zu reduzieren. Die Erkrankten sind deswegen besonders stark besorgt über eine Diskriminierung und Stigmatisierung. Diese Maßnahmen können sie emotional belasten und ihr Selbstbewusstsein negativ beeinflussen. Pränatale und andere Screening-Programme könnten die Intoleranz der Gesellschaft gegenüber allem, was sie als nicht „normal" wahrnimmt, fördern [Clarke 1998].

Weiter wird kritisch bewertet, dass Screening-Programme ein Versuch seien, die Zahl der genetischen Normabweichungen zu minimieren, und dass dadurch, dass das Unnormale als etwas nicht Gewolltes präsentiert wird, die Betroffenen benachteiligt und ausgegrenzt würden. Behindertenorganisationen etwa in Holland und Deutschland weisen vehement darauf hin, dass ihre Behinderung ein positives Talent sei und dass sie ein Recht hätten, unnormal zu sein. Normabweichungen im Rahmen einer Behinderung stellen nach Meinung vieler Autoren lediglich eine besondere Form von Gesundheit, aber keine Krankheit, dar [Chadwick et al. 1998, S. 260].

Hat nun auf Zypern der Versuch, die Krankheit Thalassämie zu kontrollieren, die Kranken stärker benachteiligt oder zu einer stärkeren Diskriminierung geführt? Hat der Versuch, die Geburtenzahl kranker Kinder zu reduzieren auch die Akzeptanz von Thalassämikern in der Bevölkerung vermindert? Dies kann mit den Ergebnissen der vorliegenden Studie nicht eindeutig beantwortet werden.

Zahlreiche Studien belegen, dass das Screening-Programm Zyperns gute Ergebnisse erzielt habe und sogar als Modell eines erfolgreichen Screening-Programms angesehen werde [Hoedemaekers und ten Have 1998, S. 275]. Die Anzahl der Erkrankung von Neugeboren wurde fast auf null reduziert [Saxena und Phadke 2002, S. 33 und 34].

Einer der Gründe, eventuell der wichtigste für die Einführung des Programms zur Bekämpfung der Thalassämie auf Zypern, war die finanzielle Belastung durch die prognostizierten Therapiekosten. Nach 1983 kamen kranke Kinder nur noch auf ausdrücklichen Wunsch ihrer Eltern auf die Welt, nicht mehr durch Zufall und ohne vorherige Kenntnisse des Risikos.

Jedoch lässt die Studie keine Schlüsse zu, ob die positiven Folgen des Versuchs, die Krankheit vollständig zu eliminieren, die im Gegensatz dazu möglicherweise entstandene Diskriminierung gegenüber Carriern und Thalassämikern aufwiegen. Ohnehin besteht nur eine sehr eingeschränkte Vergleichbarkeit der Vor- und Nachteile, da sie unterschiedliche Dimensionen des individuellen und sozialen Lebens berühren. Keiner der beteiligten Kranken berichtete über persönliche Benachteiligungen, die durch das Programm hervorgerufen wurden. Weitere Studien zu diesem Thema wären erforderlich.

Eine Minderheit der Interviewten dieser Studie glaubt, dass Thalassämiker in irgendeiner Form diskriminiert werden. Diese Gruppe schließt auch die beiden Kranken und andere Carrier, die sehr engen Familienkontakt mit Thalassämikern haben, ein.

Pränatale Screening-Programme können also neben Vorteilen auch negative Auswirkungen auf diejenigen haben, die von der jeweiligen Krankheit betroffen sind. Solche Programme können auch generell die Akzeptanz in der Gesellschaft für etwas, das als nicht „normal" wahrgenommen wird, erschweren [Clarke 1998].

In der vorliegenden Studie hatte die Thalassämikerin die Diskriminierung zwar nicht selbst gespürt, konnte aber bestätigen, dass Kranke benachteiligt würden. Sie spürte einen persönlichen Druck, beweisen zu müssen, dass sie gegenüber Gesunden nicht minderwertig sei. Der Thalassämiker dagegen bestätigte aus eigenen Erfahrungen die Diskriminierung. Er berichtete, dass Zyprioten in seiner Kindheit nicht gut über Thalassämie informiert waren und möglicherweise mangelnde Informiertheit über diese Krankheit zur Diskriminierung führte. Er glaubt, heutzutage gelte dies nicht mehr. Nur in Bezug auf angemessene Arbeitsbedingungen würden Thalassämiker nachteilig behandelt. Die Aussagen dieser beiden Thalassämiker weisen darauf hin, dass Diskriminierung auch im Berufsleben von Betroffenen stattfindet.

In einer Studie von Caro et al. [2002] wurden die Auswirkungen der Krankheit Thalassämie in verschiedenen Ländern, inklusive Zypern, beschrieben. 52 % aller erkrankten Jugendlichen über 14 Jahren bestätigten, dass sie sich im Vergleich zu Gesunden oft anders fühlten. Der Grund dafür lag in der Einschränkung ihrer physischen Aktivitäten. Die Mehrheit gab an, dass diese durch die Therapie eingeschränkt oder sogar verhindert würden. Sie würden gern mehr Zeit in Hobbys investieren, wenn sie nicht durch Therapien davon abgehalten würden. Vor allem der Schweregrad der Erkrankung wirke sich darauf aus, ob die Betroffenen zu Therapiezwecken regelmäßig ins Krankenhaus müssten und wie häufig sie deshalb in der Schule oder am Arbeitsplatz fehlten [Caro et al. 2002].

Ähnliche Ergebnisse ergeben sich aus der vorliegenden Studie. Nachteile am Arbeitsplatz betreffen vor allem diejenigen Thalassämiker, die durch den Schweregrad der Erkrankung häufig einer stationären Behandlung bedürfen. Diesen Zusammenhang bestätigte der Thalassämiker dieser Studie. Er hatte als Kind wegen seiner eingeschränkten sportlichen Leistungsfähigkeit Diskriminierung deutlich zu spüren bekommen und ist besorgt um die Zukunft, wenn er nicht mehr in dem Familienunternehmen arbeiten kann. Er fürchtete, dass ein neuer Arbeitgeber seine zeitaufwändigen Therapien nicht tolerieren würde.

Die Thalassämikerin dagegen berichtete, dass sie in ihren Sport- und Freizeitaktivitäten nicht eingeschränkt gewesen sei. Sie war Mitglied in verschiedenen Vereinen und ist bis heute sportlich sehr aktiv. Beruflich musste sie ebenfalls keine krankheitsbedingten Schwierigkeiten bewältigen. Sie sagte, dass ihr äußeres Erscheinungsbild dazu beigetragen habe. Wären die Symptome der Krankheit ausgeprägter, wäre die Situation wahrscheinlich anders. Von Vorteil sei ebenfalls, dass sie einen Universitätsabschluss habe und im Öffentlichen Dienst tätig sei.

In Rahmen dieser Studie konnte nicht eindeutig beurteilt werden, ob die Diskriminierung gegen Kranke durch den Versuch, die Thalassämie zu eliminieren bzw. durch das Programm verstärkt wurde. Einerseits könnte die Tatsache, dass viele informierte Carrier auf der Insel leben und sie frei wären, ein krankes Kind zu bekommen, zum Abbau von Diskriminierung beitragen. Andererseits kann heute durch genetische Untersuchungen die Geburt eines kranken Kindes in vielen Fällen verhindert werden. Jeder Mensch, der eine Normabweichung aufweist, könnte deswegen stigmatisiert werden.

Wesentlich verändert hat sich allerdings in den letzten Jahrzehnten die Ausprägung der Symptome bei Erkrankten. Durch rechtzeitigen Therapiebeginn direkt nach der Geburt lassen sich schwere Organschädigungen als Folge einer hohen Eisenkonzentration vielfach gut verhindern. Es ist also zu erwarten, dass Erkrankte in den kommenden Jahren kein auffälliges äußeres Erscheinungsbild mehr aufweisen werden. Das kann ebenfalls dazu beitragen, dass die Kranken weniger diskriminiert werden. Die besseren Behandlungschancen von Thalassämikern sind zum einen Folge des medizinischen Fortschritts, zum anderen aber auch des Programms zur Bekämpfung der Thalassämie auf Zypern.

4.10 Bewertung des Carrier-Screenings durch die Studienteilnehmer

Die vorliegende Studie zeigt, dass die meisten Zyprioten das Programm anerkennen und akzeptieren. Sie betrachten es nicht als Einschränkung ihrer Freiheit, sondern als Hilfsmittel zur Verwirklichung ihres Familien- und Kinderwunsches oder sogar als Instrument für bessere Überlebenschancen ihrer kranken Kinder. Die Mehrheit vermutete, dass Zyprioten an freiwilligen genetischen Untersuchungen nicht teilnehmen würden. Das Problem würde mit gesellschaftlich nachteiligen Folgen ignoriert werden. Die Mehrheit fühlt sich in ihrer Freiheit deshalb nicht eingeschränkt, weil sie nach wie vor alle Entscheidungen individuell treffen könnten. Nur wer seinen eigenen genetischen Status kenne, könne auch frei über Reproduktion entscheiden. Die Geburt eines kranken Kindes aus Unkenntnis des eigenen genetischen Status sei ein vermeidbarer Zufall. Die Geburt eines kranken Kindes als bewusste Entscheidung sei hingegen eine freie Wahl. Deshalb sollte jeder Zypriot unabhängig von seiner Bereitschaft, seinem Interesse und seiner Verantwortlichkeit, zu dem Test verpflichtet sein. Nur eine Teilnehmerin sprach sich gegen verpflichtende genetische Untersuchungen aus. Sie fühlte sich in ihrer Freiheit und Autonomie eingeschränkt. Drei Paare bemerkten, es wäre sinnvoller, die Untersuchung in einem jüngeren Alter durchzuführen und nicht kurz vor der Hochzeit. Einige Teilnehmer wünschten sich eine noch ausführlichere Aufklärung über Thalassämie in der Bevölkerung.

Insbesondere die Qualität der Informations- und Beratungsangebote wurde im Verlauf des Programms ständig verbessert. Wohl aus diesem Grund war ein beteiligtes Paar, das 1983 geheiratet hatte, mit der angebotenen Beratung unzufrieden. Die meisten Paare sind aber mit den Leistungen und den Ergebnissen des Programms zufrieden.

In der Literatur werden für den Erfolg und die Bewertung eines Screening-Programms bestimmte Kriterien beschrieben [vgl. UK National Screening Committee 2015]: Zuerst werden Charakteristiken der Krankheit aufgeführt: Es sollte ein hohes genetisches Erkrankungsrisiko in der Bevölkerung bestehen, und die Risikogruppe („population at risk") sollte klar definiert werden können; der Schweregrad der Erkrankung und ihre Häufigkeit in dieser Bevölkerung sollten hoch sein; die Variabilität des Phenotyps muss begrenzt sein. Als zweites sind Charakteristiken der verwendeten Tests wichtig, z.B. sollten sensitive Methoden zur Diagnostik der Erkrankung vorliegen. Als letztes werden die Einstellungen in der Bevölkerung zur Erkrankung für den Erfolg eines Screening-Programms verantwortlich gemacht: Die untersuchte Gruppe sollte sich dafür interessieren, aktiv teilnehmen und als gemeinsames Ziel die Minderung der Anzahl von kranken Neugeborenen haben. Das Programm zur Bekämpfung der Thalassämie auf Zypern erfüllt die genannten Kriterien und wird deswegen als erfolgreich eingestuft und als Modell für ähnliche Programme definiert [Angastiniotis et al. 1995, Laberge et al. 2010]. (Vgl. auch 1.3 zum Hintergrund und der allgemeinen Bewertung des Thalassämie-Programms anhand der Screening-Kriterien.)

Hadjiminas betonte zur Teilnahme der Zyprioten am Programm:

> „Die Zyprioten sind vielleicht eigensinnig, reagieren aber positiv auf Tipps zu ihrer Gesundheit. Zyprioten müssen nur richtig informiert werden und die Möglichkeit haben, aktiv teilzunehmen“ [Hadjiminas 2004, S. 199, eigene Übersetzung].

Dies bestätigten Angastiniotis und Middleton im Jahre 1997:

> „Cyprus has a long history of public health programmes. The success of these, and the thalassaemia programmes, demonstrated that the population was open to health education programmes, and would respond to any major drive which would improve their health. This background influenced the decision to embark on general genetic services with a largely preventive character“ [Angastiniotis und Middleton 1997, S. 52].

Die hohe Qualität der Untersuchungs- und Beratungsangebote auf Zypern ist ebenfalls ein wichtiger Erfolgsgrund [Tsiantis et al. 1996].

Ein weiterer Grund für die Akzeptanz des Screening-Programms könnte sein, dass Betroffene aus Hoch-Risiko-Gruppen (in diesem Fall die gesamte zypriotische Bevölkerung), die sich untersuchen lassen, insgesamt weniger emotional belastet sind nach der Bekanntgabe der Ergebnisse als Menschen mit geringer Erkrankungswahrscheinlichkeit [Broadstock et al. 2000]. Nach Erkenntnissen dieser Studie ist für Zyprioten die Unwissenheit belastender als die Ergebnisse der genetischen Tests. Auch deshalb ist die Mehrheit für eine Pflichtuntersuchung. Die Akzeptanz des Programms innerhalb der Bevölkerung war ein wesentlicher Parameter, um das Programmziel zu erreichen: die Reduktion der Belastungen durch Thalassämie auf Zypern.

derwunsch stärker als die Option, aus Angst vor einem kranken Kind ganz auf eigene Kinder zu verzichten. Allerdings verzichteten einzelne Paare nach Geburt eines gesunden Kindes auf weitere Kinder. Alle Befragten standen vor der schwierigen Entscheidung für oder gegen eine PND. Die meisten wählten diese Option, um sich entweder auf die Geburt eines kranken Kindes einstellen zu können, oder um die Schwangerschaft mit einem kranken Kind abbrechen zu können. Die Entscheidung für oder gegen PND fiel den Paaren leichter, die einen Schwangerschaftsabbruch erwogen. Gegen PND entschieden sich Paare, die einen Schwangerschaftsabbruch grundsätzlich ablehnten oder einen vorangegangenen Abbruch als sehr belastend erlebt hatten.

Ein weiteres Ziel dieser Studie war festzustellen, inwieweit die Befragten eine Diskriminierung in Folge des Carrier-Screenings erlebten. Ein Teil der Interviewpartner gab keine Diskriminierung von Carriern oder Thalassämikern an. Formen von Diskriminierung wurden sowohl von den befragten Thalassämikern angegeben als auch von Carriern in Bezug auf sich selbst bzw. gegenüber kranken Kindern wahrgenommen. Die Carrier als (weitgehend) symptomfreie Genträger haben die Diskriminierung überwiegend in ihren Familien gespürt. Dabei betraf die Diskriminierung weniger die Carrier oder erkrankten Partner selbst, als vielmehr die Aussicht auf die Geburt kranker Kinder. Eltern von kranken Kindern, insbesondere deren Mütter, berichteten darüber hinaus von einer Diskriminierung wegen ihrer Entscheidung für ein krankes Kind. Diese Diskriminierung ging auch von Angehörigen des Gesundheitssystems aus. Je selbstbewusster die Befragten dieser Studie mit Thalassämie umgingen, desto weniger erlebten und spürten sie Diskriminierung in Gesellschaft oder Gesundheitssystem. Als mögliche Ursache für die nachgewiesene Diskriminierung wurden vor allem Unkenntnisse über Thalassämie in der Bevölkerung angegeben.

Die Ergebnisse der Studie belegen, dass die meisten Befragten mit dem Programm zur Bekämpfung der Thalassämie auf Zypern einverstanden und zufrieden sind. Allerdings führen sowohl die Art als auch der Zeitpunkt des Tests und der damit verbundenen Aufklärung zu Belastungen der Individuen, der Partnerschaften und der Familien. Die Pflichtuntersuchung wird von vielen als Chance verstanden, die eigene Familienplanung in Kenntnis des genetischen Risikos vorzunehmen und zu überdenken. Ein kleinerer Teil der Befragten sieht in der Pflichtuntersuchung eine Einschränkung der individuellen Freiheit und lehnt dieses Vorgehen ab. Wenn beide Partner

Carrier sind, wird sehr häufig PND in Anspruch genommen, auch dann, wenn ein Schwangerschaftsabbruch von vornherein abgelehnt wird. Die Entscheidung für ein krankes Kind ist selten und muss häufig gegen äußeren Druck – z.B. aus den Familien – durchgesetzt und gegenüber der Gesellschaft und Angehörigen des Gesundheitssystems nachträglich gerechtfertigt werden.

Die zukünftige Bewertung von und der Umgang mit Maßnahmen zum Carrier-Screening bei anderen Krankheiten sollten die hier wiedergegebenen Erfahrungen und Einstellungen von Betroffenen mit einbeziehen. Ein Gentest ist als solcher weder gut noch schlecht. Aber er kann Konsequenzen haben oder in einer Art und Weise durchgeführt werden, dass er von den handelnden Individuen, der Medizin oder der Gesellschaft als mehr oder weniger ethisch verantwortbar bewertet wird. Im Rahmen dieser Bewertung sollte die Sichtweise der Betroffenen an erster Stelle Beachtung finden.

6 Literaturverzeichnis

Achterbergh R., Lakeman P., Stemerding D., Moors E.H.M., Cornel M.C.: Implementation of preconceptional carrier screening for cystic fibrosis and haemoglobinopathies: a sociotechnical analysis. Health Policy 83 (2007), S. 227-286.

Aguilar Martinez P., Angastiniotis M., Eleftheriou A., Gulbis B., del Mar Manu Pereira M., Petrova-Benedict R., Vives Corrons J.L.: Haemoglobinopahties in Europe: health & migration policy perspectives. Orphanet J Rare Dis 9:97 (2014).

Ahmed S., Bekker H., Hewison J., Kinsey S.: Thalassaemia carrier testing in Pakistani adults: behaviour, knowledge and attitudes. Community Genet 5 (2002), S. 120-127.

Ahmed S., Green J., Hewison J.: What are Pakistani women's experiences of antenatal carrier screening for beta-thalassaemia in the UK? Why is it difficult to answer this question? Public Health 116 (2002), S. 297-299.

Ahmed S., Green J., Hewison J.: Antenatal thalassaemia carrier testing: women's perceptions of 'information' and 'consent'. J Med Screen 12/2 (2005), S. 67-77.

Ahmed S., Green J.M., Hewison J.: Attitudes towards prenatal diagnosis and termination of pregnancy for thalassaemia in pregnant Pakistani women in the north of England. Prenat Diagn 26 (2006), S. 248-257.

Al-Arrayed S., Hafadh N., Amin S., Al-Mukhareq H., Sanad H.: Student screening for inherited blood disorders in Bahrain. East Mediterr Health J 9/3 (2003), S. 344-352.

Allyse M., Minear M.A., Berson E., Sridhar S., Rote M., Hung A., Chandrasekharan S.: Non-invasive prenatal testing: a review of international implementation and challenges. Int J Womens Health 7 (2015), S. 113-126.

Angastiniotis M., Modell B., Englezos P., Boulyjenkov V.: Prevention and control of haemoglobinopathies. Bull World Health Organ 73/3 (1995), S. 375-386.

Angastiniotis M., Middleton L.: Genetic services in Cyprus. Eur J Hum Genet 5/ suppl 2 (1997), S. 51-57.

Archimandrit Hadjinikolaou N.: Fisi ke status tu ambriou (Natur und Status des Embryos), 1996. In: Archimandrit Hadjinikolaou N. (Ed.): Eleftheri apo to gonidioma [Freiheit vom Gen]. Ekdoseis Stamouli A.E., Athen o.J., S. 179-191.

Archimandrit Hadjinikolaou N.: Physiologia tis anaparagogis kai theologia tis anthropinis arxis [Physiologie der Reproduktion und Theologie des menschlichen Status], 2000. In: Archimandrit Hadjinikolaou N. (Ed.): Eleftheri apo to gonidioma (Freiheit vom Gen). Ekdoseis Stamouli A.E., Athen o.J., S. 159-177.

Ashiotis Th., Zachariadis Z., Sofroniadou K., Loukopoulos D., Stamatoyannopoulos G.: Thalassaemia in Cyprus. Br Med J 2/5857 (1973), S. 38-41.

Atkin K., Ahmad W.I.U.: Genetic screening and haemoglobinopathies: ethics, politics and practice. Soc Sci Med 46/3 (1998), S. 445-458.

AWMF (2010a): Leitlinie der Gesellschaft für Pädiatrische Onkologie und Hämatologie. Register-Nr. 025-017. Klasse S1. Thalassämie. http://www.awmf.org/uploads/tx_szleitlinien/025-017l_S1_Thalassaemie.pdf, 12.01.2015.

AWMF (2010b): Leitlinien zur Diagnostik und Therapie in der Pädiatrischen Onkologie und Hämatologie. Register-Nr. 025-029. Klasse S2. Diagnostik und Therapie der sekundären Eisenüberladung bei Patienten mit angeborenen Anämien. http://www.awmf.org/uploads/tx_szleitlinien/025-029l.pdf, 12.01.2015.

Bergeron R.J., Wiegand J., Bharti N., McManis J.S., Singh S.: Desferrithiocin analogue iron chelators: iron clearing efficiency, tissue distribution, and renal toxicity. Biometals 24 (2011), S. 239-258.

Borgo G., Castellani C., Bonizzato A., Rolfini R., Altieri S., Zanolla L., Mastella G.: Carrier testing program in a high-risk cystic fibrosis population from north-eastern Italy. Active recruitment of relatives via probands parents. Community Genet 2/2-3 (1999), S. 82-90.

Borry P., Fryns J.-P., Schotsmans P., Dierickx K.: Carrier testing in minors: a systematic review of guidelines and position papers. Eur J Hum Genet 14 (2006), S. 133-138.

Bortz J., Döring N.: Forschungsmethoden und Evaluation für Human- und Sozialwissenschaftler. Springer, Heidelberg 2006[4].

Botkin J.R., Murray T.H.: Genetic testing and screening. Ethical issues. In: Reich W.T. (Ed.): Encyclopedia of Bioethics. Vol 2. Macmillan, New York 1995, S. 1005-1010.

Bozkurt G.: Results from the north Cyprus thalassemia prevention program. Hemoglobin 31/2 (2007), S. 257-264.

Broadstock M., Michie S., Marteaum T.: Psychological consequences of predictive genetic testing: a systematic review. Eur J Hum Genet 8 (2000), S. 731-738.

Bundesärztekammer: Richtlinien zur prädiktiven genetischen Diagnostik. Dtsch Ärztebl 100/19 (2003), S. A1297-A1305

Callanan N.P., Cheuvront B.J., Sorenson J.R.: CF carrier testing in a high risk population: anxiety, risk perceptions, and reproductive plans of carrier by 'non-carrier' couples. Genet Med 1/7 (1999), S. 323-327.

Cao A.: Carrier screening and genetic counselling in β-thalassemia. Int J Hematol 76/Suppl. II (2002), S. 105-113.

Cao A., Kan Y.W.: The prevention of Thalassemia. Cold Spring Harb Perspec Med 3:a011775 (2013).

Caro J.J., Ward A., Green T.C., Huybrechts K., Arana A., Wait S., Eleftheriou A.: Impact of Thalassemia major on patients and their families. Acta Haematol 107 (2002), S. 150-157.

Carmi R., Eldedour K., Wietzman D., Sheffield V., Shoham-Vardi I.: Lowering the burden of hereditary diseases in a traditional, inbred community: ethical aspects of genetic research and its application. SIC 11/3-4 (1998), S. 391-395.

Chadwick R.: Genetic screening. In: Chadwick R. (Ed.): Encyclopedia of applied ethics, Vol 2. Academic press, Lancashire (UK) 1998, S. 445-449.

Chadwick R., ten Have H., Husted J., Levitt M., McGleenan T., Shickle D., Wiesing U.: Genetic screening and ethics: European perspectives. J Med Philos 23/3 (1998), S. 255-273.

Chen L-S., Goodson P.: Factors affecting decisions to accept or decline cystic fibrosis carrier testing/screening: a theory-guided systematic review. Genet Med 9/7 (2007), S. 442-450.

Clarke A.: Genetic screening and counselling. In: Kuhse H., Singer P. (Eds.): A companion to bioethics. Blackwell, Malden (US) 1998, S. 215-228.

Clarke A.: Genetic counselling, testing and screening issues for health services, for health professionals and for our clients. In: Gastmans C. (Ed.): Between technology and humanity, the impact of technology on health care ethics, Part III. Leuven University Press, Leuven 2002, S. 97-117.

Cowan R.S.: Moving up the slippery slope: Mandated genetic screening on Cyprus. Med Gen Part C 151C (2009), S. 95-103.

Colah R., Thomas M., Mayekar P.: Assessing the impact of screening and counselling high school children for β-thalassaemia in India. J Med Screen 14/3 (2007), S. 158.

Committee on Bioethics: Ethical issues with genetic testing in paediatrics. Paediatrics 107 (2001), S. 1451-1455.

Davies M.K., Mayne A.J.: Thalassaemia. Arch Dis Child 82/3 (2000), S. 191.

Davis D.S.: Discovery of children's carrier status for recessive genetic disease: some ethical issues. Genet Test 2/4 (1998), S. 323-327.

de Braekeleer M., Rault G., Bellis G.: Reproductive attitudes of couples having a child with cystic fibrosis in Brittany (France). J Hum Genet 49 (2004), S. 285-289.

de Montalembert M., Bonnet D., Lena-Russo D., Briard M.L.: Ethical aspects of neonatal screening for sickle cell disease in western European countries. Acta Pediatr 94 (2005), S. 528-530.

de Sanctis V., Roos M., Gasser T., Fortini M., Raiola G., Galati M.C.: Impact of long-term iron chelation therapy on growth and endocrine functions in thalassaemia. J Pediatr Endocrinol Metab 19/4 (2006), S. 471-480.

Decruyenaere M., Evers-Kiebooms G., Boogaerts A., Philippe K., Demyttenaere K., Dom R., Vandenberghe W., Fryns J.P.: The complexity of reproductive decision-making in asymptomatic carriers of the Huntington mutation. Eur J Hum Genet 15 (2007), S. 453-462.

Denayer L., Welkenhuysen M., Evers-Kiebooms G., Cassiman J.J., van den Berghe H.: Risk perception after CF carrier testing and impact of the test result on reproductive decision making. Am J Med Gen 69 (1997), S. 422-428.

Diekmann A.: Empirische Sozialforschung. Grundlagen. Methoden. Anwendungen. Rowohlt, Reinbek 2007.

Dierickx K.: Genetic medicine and public health care genetics and beyond. In: Gastmans C. (Ed.): Between technology and humanity, the impact of technology on health care ethics Part III. Leuven University Press, Leuven 2002, S. 119-141.

Dorkofiki I.: Ektrosi. Sinepies sti somatiki ke psychiki igia tis ginekas (Abtreibung. Folgen für die körperliche und seelische Gesundheit einer Frau). Fotodotes, Athen 1997.

Efthimiadis G.K., Hassapopoulou H., Tsikaderis D., Karvounis H.I., Giannakoulas G. A., Parharidis G.E., Louridas G.E.: Survival in thalassaemia major patients prognostic value of doppler-demonstrated left ventricular restrictive filling pattern. Circ J 70 (2006), S. 1037-1042.

Emery J.: Is informed choice in genetic testing a different breed of informed decision-making? A discussion paper. Health Expect 4 (2001), S. 81-86.

Eng C.M., Schechter C., Robinowitz J., Fulop G., Burgert T., Levy B., Zinberg R., Desnick R.J.: Prenatal genetic carrier testing using triple disease screening. JAMA 278/15 (1997), S. 1268-1272.

Fanos J.H.: Developmental tasks of childhood and adolescence: implications for genetic testing. Am J Med Genet 71 (1997), S. 22-28.

Fauci A., Braunwald E., Isselbacher K.J., Wilson J.D., Martin J.B., Kasper D.L., Hauser S.L., Longo D.L.: Harrisons Innere Medizin [Übersetzung der 14. Auflage]. Mc Craw-Hill, London 1999.

Flick U., von Kardorff E., Steinke I.: Was ist qualitative Forschung? Einleitung und Überblick. In: Flick U., von Kardorff E., Steinke I. (Hrsg.): Qualitative Forschung. Ein Handbuch. Rowohlt, Reinbek 2000, S. 13-29.

Frumkin A., Raz A.E., Plesser-Duvdevani M., Lieberman S.: "The most important test you'll ever take"?: Attitudes toward confidential carrier matching and open individual testing among modern-religious Jews in Israel. Soc Sci Med 73 (2011), S. 1741-1747.

Gamberini M.R., Lucci M., Vullo C., Anderson B., Canella R., Barrai I.: Reproductive behaviour of families segregating for Cooley's anaemia before and after the availability of prenatal diagnosis. J Med Genet 28/8 (1991), S. 523-529.

Gason A.A., Delatycki M.B., Metcalfe S.A., Aitken M.: It's 'back to school' for genetic screening. Eur J Hum Gen 14 (2006), S. 384-389.

Gaziev J., Lucarelli G.: Stem cell transplantation for thalassaemia. Reprod Biomed Online 10/1 (2005), S. 111-115.

Gordijn B.: Genetisierung: Die wachsende Rolle der Genetik in der Gesellschaft. Public Health Forum 22/6 (1998), S. 11.

Guterman L.: Choosing eugenics. How far will nations go to eliminate a genetic disease? Chron High Educ 49/34 (2003), S. A22-24, A26.

Haan E.A.: The clinical geneticist and the 'new genetics'. Med J Austr 178/9 (2003), S. 458-462.

Hadjiminas M.G.: Kypros ke thalassämia [Zypern und Thalassämie], I.G. kasothlidis ke Ios, Nikosia 2004.

Haralampidi K.: Oxi pia alla paidia me thalassämia [Nicht noch mehr Kinder mit Thalassämie]. Fileleftheros, 4. September 2005, S. 6.

Harper J., Geraedts J., Borry P., Cornel M.C., Dondorp W.J., Gianaroli L., Harton G., Milachich T., Kääriäinen H., Liebaers I., Morris M., Sequeiros J., Sermon K., Shenfield F., Skirton H., Soini S., Spits C., Veiga A., Vermeesch J.R., Viville S., de Wert G., Macek Jr. M.: Current issues in medically assisted reproduction and genetics in Europe: research, clinical practice, ethics, legal issues and policy. Human Reprod 29 (2014), S. 1603-1609.

Harper J.C., Wilton L., Traeger-Synodinos J., Goossens V., Moutou C., Sen-Gupta S.B., Pehlivan Budak T., Renwick P., de Rycke M., Geraedts J.P.M., Harton G.: The ESHRE PGD Consortium: 10 years of data collection. Hum Reprod Update 18 (2012), S. 234-247.

Hashmi K.U., Khan B., Ahmed P., Hussain I., Rasul S., Hanif E., Naeem M., Iqbal H., Malik H.S.: Allogenic bone marrow transplantation in β-thalassaemia–single centre study. J Pak Med Assoc 54/10 (2004), S. 499-503.

Hedgecoe A.M.: Ethical boundary work: geneticization, philosophy and the social sciences. Med Health Care Philos 4 (2001), S. 305-309.

Hedgecoe A.M.: Expansion and uncertainty: cystic fibrosis, classification and genetics. Sociol Health Illn 25/1 (2003), S. 50-70.

Heim T.: Deutsche Gesellschaft für Verhaltenstherapie: Je besser die Aufklärung, desto weniger Gentests. Die psychosozialen Folgen der Gentechnik. Dtsch Ärztebl 99/3 (2002), S. 127-128.

Henn W.: Schweigepflicht und Datenschutz bei genetischer Beratung. Ethische Grundlagen informationeller Selbstbestimmung. In: Hirschberg I., Grießler E., Littig B., Frewer A. (Hrsg.): Ethische Fragen genetischer Beratung. Klinische Ethik – Biomedizin in Forschung und Praxis, Bd. 3. Peter Lang, Frankfurt 2009, S. 103-119.

Henneman L., Bramsen I., van Kempen L., van Acker M.B., Pals G., van der Horst H.E., Ader H.J., van der Ploeg H.M., ten Kate L.P.: Offering preconceptional cystic fibrosis carrier couple screening in the absence of established preconceptional care services. Community Genet 6 (2003), S. 5-13.

Hens K., Dondorp W., Handyside A.H., Harper J., Newson A.J., Pennings G., Rehmann-Sutter C., de Wert G.: Dynamics and ethics of comprehensive preimplantation genetic testing: a review of the challenges. Human Reprod Update 19 (2013), S. 366-375.

Hepp H.: Pränatalmedizin. In: Korff W., Beck L., Mikat P. (Hrsg.): Lexikon der Bioethik. Band III. Gütersloher Verlaghaus, Gütersloh 2000, S. 51-54.

Hildt E.: Autonomie in der biomedizinischen Ethik. Genetische Diagnostik und selbstbestimmte Lebensgestaltung. Campus, Frankfurt 2006.

Hildt E.: Prädiktive genetische Diagnostik und das Recht auf Nichtwissen. In: Hirschberg I., Grießler E., Littig B., Frewer A. (Hrsg.): Ethische Fragen genetischer Beratung. Klinische Ethik – Biomedizin in Forschung und Praxis, Bd. 3. Peter Lang, Frankfurt 2009, S. 225-245.

Hirschberg I., Grießler E., Littig B., Frewer A. (Hrsg.): Ethische Fragen genetischer Beratung. Klinische Ethik – Biomedizin in Forschung und Praxis, Bd. 3. Peter Lang, Frankfurt 2009.

Hoedemaekers R.: Genetic screening and testing. In: Chadwick R. (Ed.): The ethics of genetic screening. Kluwer, Dordrecht 1999, S. 207-230.

Hoedemaekers R., ten Have H.: Geneticization: the Cyprus paradigm. J Med Philos 23/3 (1998), S. 274-87.

Holtzman N.A.: Eugenics and genetic testing. SIC 11/3-4 (1998), S. 397-417.

Hopf C.: Qualitative Interviews. Ein Überblick. In: Flick U., von Kardorff E., Steinke I. (Hrsg.): Qualitative Forschung. Ein Handbuch. Rowohlt, Reinbek 2000, S. 349-360.

Horst I., Winnacker E.L.: Gentechnik. In: Korff W., Beck L., Mikat P. (Hrsg.): Lexikon der Bioethik, Band II. Gütersloher Verlaghaus, Gütersloh 2000, S. 48-54.

Ioannou P.: Thalassemia prevention in Cyprus. Past, present and future. In: Chadwick R. (Ed.): The ethics of genetic screening. Kluwer, Dordrecht 1999, S. 55-67.

Kakuk P.: Genetic information in the age of genohype. Med Health Care Philos 4 (2006), S. 325-337.

Kalokairinou E.M.: The experience of β-thalassaemia and its prevention in Cyprus. Med Law 26 (2007), S. 291-307.

Karetti M., Yardumian A., Karetti D., Modell B.: Informing carriers of β-thalassemia: giving the good news. Genet Test 8/2 (2004), S. 109-113.

Karimi M., Jamalian N., Yarmohammadi H., Askarnejad A., Afrasiabi A., Hashemi A.: Premarital screening for β-thalassaemia in southern Iran: options for improving the programme. J Med Screen 14/2 (2007), S. 62-66.

Keil U.: Präventivmedizin. In: Korff W., Beck L., Mikat P. (Hrsg.): Lexikon der Bioethik. Band III. Gütersloher Verlagshaus, Gütersloh 2000, S. 58-60.

Kleanthous M., Kyriacou K., Kyrri A., Kalogerou E., Vassiliades P., Drousiotou A., Kallikas I., Ioannou P., Angastiniotis M.: Alpha-thalassaemia prenatal diagnosis by two PCR-based methods. Prenat Diagn 21/5 (2001), S. 413-417.

Koch H.G.: Prädiktive Medizin. Ethisch-rechtlich. In: Korff W., Beck L., Mikat P. (Hrsg.): Lexikon der Bioethik, Band III. Gütersloher Verlaghaus, Gütersloh 2000, S. 43-44.

Kohne E. (2011): Hämoglobinopathien: Klinische Erscheinungsbilder, diagnostische und therapeutische Hinweise. Deutsches Ärzteblatt 108 (31-32), S. 532-540.

Laberge A.-M., Watts C., Porter K., Burke W.: Assessing the potential success of cystic fibrosis carrier screening: Lessons learned from Tay-Sachs disease and β-thalassemia. Public Health Genomic 13 (2010), S. 310-319.

Lamnek S.: Qualitative Sozialforschung: Lehrbuch. Beltz PVU, Weinheim 2005[4].

Langfelder-Schwind E., Kloza E., Sugarman E., Pettersen B., Brown T., Jensen K., Marcus S., Redman J.: Cystic fibrosis prenatal screening in genetic counselling practice: recommendations of the national society of genetic counsellors. J Genet Couns 14/1 (2005), S. 1-15.

Levitt M.: Let the consumer decide? The regulation of commercial genetic testing. J Med Ethics 27 (2001), S. 398-403.

Loots C.: Expecting a child with a disability, clinical ethical reflections on prenatal diagnosis and selective abortion. In: Gastmans C. (Ed.): Between technology and humanity, the impact of technology on health care ethics, Part II. Leuven University Press, Leuven 2002, S. 81-94.

Massie R.J., Delatycki M.B., Bankier A.: Screening couples for cystic fibrosis carrier status: why are we waiting? MJA 183/10 (2005), S. 501-502.

Mayring P.: Qualitative Inhaltsanalyse, Grundlagen und Techniken. Deutscher Studien Verlag, Weinheim 2000[7].

Mayring P.: Einführung in die Qualitative Sozialforschung. Beltz, Weinheim/Basel 2002.

Meletios (Erzbischof): Ektrosis [Abtreibungen]. Melissa, Preveza 1992.

Metcalfe S.A., Barlow-Stewart K., Delatycki M.B., Emery J.: Population genetic screening. Aust Fam Physician 36/10 (2007), S. 794-800.

Modell C.B., Benson A., Payling Wright C.R.: Incidence of β-thalassaemia trait among cypriots in London. Br Med J Sep 23/3 (1972), S. 737-738.

Modell B., Berdoukas V.: Thalassaemia in Cyprus. In: Modell B. (Ed.): The clinical approach to thalassaemia. Grune & Stratton, London 1984, S. 263-277.

Modell M., Wonke B., Anionwu E., Khan M., See Tai S., Lloyd M., Modell B.: A multidisciplinary approach for improving services in primary care: randomised controlled trial of screening for haemoglobin disorders. BMJ 317 (1998), S. 788-791.

Monni G., Cau G., Usai V., Perra G., Lai R., Ibba G., Faa V., Incani F., Rosatelli M. C.: Preimplantation genetic diagnosis for β-thalassaemia: the Sardinian experience. Prenat Diagn 24 (2004), S. 949-954.

NIH Consensus Development Conference: Genetic testing for cystic fibrosis. Arch Intern Med 159 (1999), S. 1529-1539.

Nikku N., Eriksson B.E.: Preventive medicine. In: Chadwick R. (Ed.): Encyclopedia of applied ethics, Vol 3. Academic Press, Lancashire (UK) 1998, S. 643-648.

Oehler G., Krause W.H.: Innere Medizin für Zahnmediziner. Stuttgart, Schattauer 2002.

Old J.M.: Screening and genetic diagnosis of haemoglobin disorders. Blood Rev 17/1 (2003), S. 43-53.

Old J., Petrou M., Varnavides L., Layton M., Modell B.: Accuracy of prenatal diagnosis for haemoglobin disorders in the UK: 25 years' experience. Prenat Diagn 20 (2000), S. 986-991.

Oliver S., Dezateux C., Kavanagh J., Lempert T., Stewart R.: Disclosing to parents newborn carrier status identified by routine blood spot screening (Review). Cochrane Database Syst Rev, Issue 4 (2004), CD003859.

Papasavva T.E., Lederer C.W., Traeger-Synodinos J., Mavrou A., Kanavakis E., Ioannou C., Makariou C., Kleanthous M.: A minimal set of SNPs for the noninvasive prenatal diagnosis of β-Thalassaemia. Ann Hum Genet 77 (2013), S. 115-124.

Parsons E.P., Clarke A.J., Bradley D.M.: Implications of carrier identification in newborn screening for cystic fibrosis. Arch Dis Child Fetal Neonatal 88 (2003), S. 467-471.

Pauling L.: Our hope for the future. In: Fishbein M. (Ed.): Birth defects. J.B. Lippincott, Philadelphia 1963, S. 164-170.

Payne Y., Williams M., Cheadle J., Stott N.C., Rowlands M., Shickle D., West G., Meredith L., Goodchild M., Harper P.S., Clarke A.: Carrier screening for cystic fibrosis in primary care: evaluation of a project in south Wales. The south Wales cystic fibrosis carrier screening research team. Clin Genet 51/3 (1997), S. 153-163.

Petrou M., Modell B., Shetty S., Khan M., Ward R.H.T.: Long-term effect of prospective detection of high genetic risk on couples' reproductive life: data for thalassaemia. Prenat Diagn 20 (2000), S. 469-474.

Poppelaars F.A.M., Henneman L., Ader H.J., Cornel M.C., Hermens R.P. M.G., Van der Wal G., ten Kate L.P.: How should preconceptional cystic fibrosis carrier screening be provided? Opinions of potential provides and the target population. Community Genet 6 (2003), S. 157-165.

Propping P.: Humangenetik. Zum Problemstand. In: Korff W., Beck L., Mikat P. (Hrsg.): Lexikon der Bioethik, Band II. Gütersloher Verlagshaus, Gütersloh 2000, S. 246-254.

Quinlivan J.A., Suriadi C.: Attitudes of new mothers towards genetics and newborn screening. J Psychosom Obstet Gynecol 27/1 (2006), S. 67-72.

Qureshi N., Armstrong S., Modell B.: GP's opinions of their role in prenatal genetic services: a cross-sectional survey. Fam Pract 23/1 (2006), S. 106-110.

Rahav G., Volach V., Shapiro M., Rund D., Rachmilewitz E.A., Goldfarb A.: Severe infections in thalassaemic patients: prevalence and predisposing factors. Br J Haematol 133 (2006), S. 667-674.

Richter E.: „Genetisierung der Medizin". Experten diskutierten die Chancen und Risiken der Biomedizin kontrovers. Dtsch Ärztebl 99/12 (2002), S. 759.

Ross L.F.: Heterozygote carrier testing in high schools abroad: what are the lessons for the U.S.? J Law Med Ethics 34/4 (2006), S. 753-764.

Savulescu J., Kerin J.: The 'geneticisation' of disease stigma. Lancet 354 (2000), S. 16.

Saxena A., Phadke S.R.: Feasibility of thalassaemia control by extended family screening in Indian context. J Health Popul Nutr 20/1 (2002), S. 31-35.

Schmidtke J.: Vererbung und Ererbtes – ein Humangenetischer Ratgeber. Rowohlt, Reinbek bei Hamburg 1997.

Schmidtke J.: Humangenetische Krankenversorgung in Europa. Ein integratives Konzept als Konsequenz des Erkenntnisfortschritts und der Genetisierung der Medizin. Med Genetik 13/1 (2001), S. 58-62.

Schmidtke J.: Vererbung und Ererbtes. Ein humangenetischer Ratgeber. GUC, Chemnitz 2002[2].

Schnell R., Hill P.B., Esser E.: Methoden der empirischen Sozialforschung. Oldenbourg Wissenschaftsverlag, München 2005[7].

Schroeder-Kurth T.: Screening in Germany: carrier screening, pre-natal care and other screening projects. In: Chadwick R. (Ed.): The ethics of genetic screening. Kluwer, Dordrecht 1999, S. 81-87.

Schroeder-Kurth T.: Erbkrankheiten. In: Korff W., Beck L., Mikat P. (Hrsg.): Lexikon der Bioethik. Band I. Gütersloher Verlaghaus, Gütersloh 2000, S. 635-638.

Schwärzler P.: Screening nach Chromosomenstörungen in der Schwangerschaft – ‚Kill as few patients as possible'. Speculum 21/3 (2003), S. 20-24.

Scott A.: 'Like editing bits of ourselves': geneticisation and human fate. New Genet Soc 25/1 (2006), S. 109-124.

Silvestroni E., Bianco I., Graziani B., Carboni C., D'Arca S.U.: First premarital screening of thalassaemia carriers in intermediate schools in Latium. J Med Gen 15/3 (1978), S. 202-207.

Skirton H., Goldsmith L., Chitty L.S.: An easy test but a hard decision: ethical issues concerning non-invasive prenatal testing for autosomal recessive disorders. Eur J Hum Genet 23 (2015), S. 1004-1009.

Skordis N.: The growing child with thalassaemia. J Pediatr Endocrinol Metab 19 (2006), S. 467-469.

Steinke I.: Kriterien qualitativen Forschung. Ansätze zur Bewertung qualitativ- empirischer Sozialforschung. Juventa, Weinheim/München 1999.

Strech D., Marckmann G. (Hrsg.): Public Health Ethik. Reihe Ethik im Gesundheitswesen, Bd. 1. Münster, Lit 2010.

Strom C.M.: Population-based carrier screening and prenatal diagnosis. Med Lab Obs 12/7 (2004), S. 12-21.

Tarazi I., Al Najjar E., Sirdah M.: Obligatory premarital tests for β-thalassaemia in the Gaza Strip: evaluation and recommendations. Int J Lab Hematol 29 (2007), S. 111-118.

ten Have H.A.M.J.: Scientific Contribution: genetics and culture: the geneticization thesis. Med Health Care Philos 4 (2001), S. 295-304.

Traeger-Synodinos J., Maragoudaki E., Vrettou C., Kanavakis E., Kattamis C.: Rare β-thalassemia allels in the Greek and Greek Cypriot populations. Hemoglobin 22/1 (1998), S. 89-94.

Tsianakas V., Atkin K., Calnan M.W., Dormandy E., Marteau T.M.: Offering antenatal sickle cell and thalassaemia screening to pregnant women in primary care: a qualitative study of women's experiences and expectations of participation. Health Expect 15/2 (2012), S. 115-125.

Tsiantis J., Dragonas T., Richardson C., Anastasopoulos D., Masera G., Spinetta J.: Psychosozial problems and adjustment of children with β-thalassemia and their families. Eur Child Adolesc Psychiatry 5/4 (1996), S. 193-203.

UK Genetic Testing Network: Testing criteria for molecular genetic tests. http://ukgtn.nhs.uk/fileadmin/uploads/ukgtn/Documents/Resources/Library/Policies_Procedures/MKTesting%20Criteria%20Paper%202005.pdf, 01.07.2013.

UK National Screening Committee (NSC) (2015): Criteria for appraising the viability, effectiveness and appropriateness of a screening programme. https://www.gov.uk/government/publications/evidence-review-criterianational-screening-programmes/criteria-for-appraising-the-viability-effectiveness-and-appropriateness-of-a-screening-programme, 01.09.2016.

Vallance H., Ford J.: Carrier testing for autosomal- recessive disorders. Crit Rev Clin Lab Sci 40/4 (2003), S. 473-497.

Van't Spijker A., ten Kroode H.F.J.: Psychological aspects of genetic counselling: a review of the experience with Huntington's disease. Patient Educ Couns 32 (1997), S. 33-40.

Wertz D.C.: Medical genetics: ethical und social issues. In: Reich W.T. (Ed.): Encyclopedia of Bioethics, Vol 3. Macmillan, New York 1995, S. 1652-1654.

WHO, Advisory committee on health research: genomics and world health. Report of the advisory committee on health research, summary. World Health Organization, Geneva 2002.

Wille M.C., Weitz B., Kerper P., Frazier S.: Advances in preconception genetic counselling. J Perinat Neonat Nurs 18/1 (2004), S. 28-40.

Williams J.K., Schutte D.: Benefits and burdens of genetic carrier identification. West J Nurs Res 19/1 (1997), S. 71-81.

Witters I., Fryns J.P.: Prenatal diagnosis clinical aspects. In: Gastmans C. (Ed.): Between technology and humanity, the impact of technology on health care ethics, Part II. Leuven University Press, Leuven 2002, S. 69-79.

Wolff G.: Genetische Beratung. Zum Problemstand. In: Korff W., Beck L., Mikat P. (Hrsg.): Lexikon der Bioethik. Band II. Gütersloher Verlaghaus, Gütersloh 2000, S. 29-32.

Woopen C.: Genetische Beratung. Ethisch. In: Korff W., Beck L., Mikat P. (Hrsg.): Lexikon der Bioethik, Band II. Gütersloher Verlaghaus, Gütersloh 2000, S. 33-35.

Yuncker B.: Bad genes and marriage. New York Post, 12.10.1968, S. 12

Zlotogora J.: Population programs for the detection of couples at risk for severe monogenic genetic diseases. Hum Genet 126 (2009), S. 247-253.

7 Anhang

7.1 Tabellenverzeichnis

7.2 Abkürzungsverzeichnis

ARMS:	Amplification refractory mutation System: Variante der PCR (Polymerase-Kettenreaktion) zur Analyse von spezifischen Allelen oder Mutationen
DNA:	Desoxyribonukleinsäure
F:	Frau (Zum Beispiel Fx = Frau aus dem Paar Nr. x)
HLA:	Human leucocyte antigen: System der humanen Leukozytenantigene
IvF:	In-vitro-Fertilisation: Künstliche Befruchtung
M:	Mann (Zum Beispiel Mx = Mann aus dem Paar Nr. x)
MCH:	Mean corpuscular haemoglobin. Entspricht dem Hämoglobingehalt des einzelnen Erythrozyten
MCV:	Mean corpuscular volume. Entspricht dem mittleren Volumen des einzelnen Erythrozyten
MHH:	Medizinische Hochschule Hannover
NIPD:	nicht-invasive pränatale Diagnostik
P:	Paar (Zum Beispiel Px = Paar Nr. x)
PID:	Präimplantationsdiagnostik
PND:	Pränataldiagnostik
RFLPs:	Restriction fragment length polymorphisms: Restriktions-Fragment-Längen-Polymorphismen (werden zum indirekten Mutationsnachweis bestimmt)
SSW:	Schwangerschaftswoche
TIF:	Thalassaemia International Federation: Internationale Thalassämie Föderation
WHO:	World Health Organisation: Weltgesundheitsorganisation

7.3 Leitfaden-Interview Gruppe 1: Carrier (heterozygot)

Name:
Adresse:
Geburtsdatum:

1. Gab es in Ihrer Familie bereits einen Thalassämiker oder eine Person, die als Carrier bekannt war? Wie wurde damit in der Familie umgegangen?

2. Wann und wie haben Sie selbst erfahren, dass Sie Carrier sind? Gab es schon zu diesem Zeitpunkt eine Beratung? Wenn ja:
   a. Wer hat Sie beraten?
   b. Welche Informationen haben Sie dabei erhalten?
   c. Was haben Sie über Vorteile und Nachteile Ihres Status als Carrier erfahren?
   d. Wurden die Informationen verständlich vermittelt? Waren Sie mit der Beratung zufrieden?
   e. Wie fühlten Sie sich nach der Beratung? Wie hat sich die Beratung auf Ihr Leben ausgewirkt?

3. Wann und wie haben Sie erfahren, dass Ihr Partner/Ihre Partnerin ebenfalls Carrier ist? Wie haben Sie darauf reagiert? Gab es eine Beratung in dieser Lebensphase? Wenn ja:
   a. Wer hat Sie beraten?
   b. Welche Informationen haben Sie dabei erhalten?
   c. Wurden Sie über mögliche Risiken und Handlungsalternativen informiert?
   d. Wurden die Informationen verständlich vermittelt? Waren Sie mit der Beratung zufrieden?
   e. Wie hat sich die Beratung auf Ihr Leben ausgewirkt? Haben Sie über das Heiraten und möglichen Kinderwunsch noch einmal nachgedacht? Wie haben Sie sich gefühlt?

4. Haben Sie Ihre Geschwister und Ihre Familie über das Test-Ergebnis informiert? Wenn nein: Warum nicht? Wenn ja: Wie haben sie reagiert?

5. Haben Sie Ihr soziales Umfeld (Freunde, Arbeitskollegen, Nachbarn) über Ihren Carrier-Status informiert? Wenn nein: Warum nicht? Wenn ja: Wie haben sie reagiert?

6. Haben Sie Kinder?
   a. Wenn nein: Wollen Sie Kinder bekommen?
      i. Wenn nein: Warum nicht? Ist diese Entscheidung freiwillig? Wie fühlen Sie sich dabei? (weiter mit Frage 10.)
      ii. Wenn ja: Würden Sie das Kind vor der Geburt testen lassen? Welche Methode käme für Sie in Frage: eine Präimplantationsdiagnostik (PID) oder eine Pränataldiagnostik (PND) und warum? Würden Sie eine Schwangerschaft abbrechen lassen, wenn das Kind nicht gesund ist? (weiter mit Frage 9.)
   b. Wenn ja: (Für jedes einzelne Kind den Punkt 6.b wiederholen!) Wurde Ihr Kind vor der Geburt durch PID oder PND getestet?
      i. Wenn ja: War die Entscheidung, das Kind testen zu lassen, freiwillig?
      ii. Wenn nein: Wie kam es dazu?

      Ist Ihr Kind gesund?

      Wenn nein: Wie kam es dazu? Wie hat Ihr Kind darauf reagiert, dass Sie sich als Carrier für das Kind entschieden haben?
   c. Gab es noch andere Schwangerschaften? Was ist dann jeweils passiert? Haben sie die anstehenden Entscheidungen frei treffen können?

7. Als Sie/Ihre Frau schwanger wurde/n,
   a. Wurden Sie beraten und wenn ja, durch wen?
   b. Welche Informationen haben Sie dabei erhalten?
   c. Wurden Sie über mögliche Risiken und Handlungsalternativen informiert?
   d. Wurden die Informationen verständlich vermittelt? Waren Sie mit der Beratung zufrieden?

8. Wie hat Ihr soziales Umfeld bei Bekanntgabe einer Schwangerschaft reagiert?

9. Wollen Sie Ihre Kinder über die Wahrscheinlichkeit, dass sie ebenfalls Carrier sind, informieren? Wenn ja, wann und warum? Wenn nein, warum nicht?

10. Sind Sie der Meinung, dass ein Kind mit Thalassämie (Diagnosestellung vor der Geburt) zur Welt kommen sollte oder nicht? Wie begründen Sie Ihre Meinung?

11. Fühlen Sie sich als Carrier „anders“?

12. Auf Zypern sind Sie verpflichtet, sich vor der Eheschließung bezüglich Thalassämie testen zu lassen. In einigen Ländern werden Pflichtuntersuchungen abgelehnt. Was denken Sie über diese Pflichtuntersuchung?

13. Haben Sie selber Vorteile oder Nachteile von dem Programm zur Bekämpfung der Thalassämie gehabt und welche sind das?

14. Was ist Ihre Meinung über das „Programm zur Bekämpfung der Thalassämie“ auf Zypern? (Mögliche Aspekte: Zugang, Gerechtigkeit, Religiosität, Ökonomie, Diskriminierung Erkrankter oder Carrier)

7.4 Leitfaden-Interview Gruppe 2: Thalassämiker (homozygot)

Name:
Adresse:
Geburtsdatum:

1. Welchen Einfluss hatte bzw. hat Ihre Krankheit und die Therapie auf Ihre Lebenssituation? (Mögliche Aspekte: Verhältnis zu den Eltern, Schulzeit, Arbeit, Hobbys, Freunde)

2. Gab es in der Vergangenheit Zeiten, in denen Sie nicht die Kraft und den Willen hatten, die notwendigen Therapien konsequent durchzuhalten?

3. Welche Gedanken und Gefühlen haben Sie momentan in Bezug auf Ihre Krankheit Thalassämie?

4. Wann und wie haben Sie erfahren, dass Ihr Partner/Ihre Partnerin Carrier ist? Wie haben Sie darauf reagiert? Gab es eine Beratung in dieser Lebensphase? Wenn ja:
    a. Wer hat Sie beraten?
    b. Welche Informationen haben Sie dabei erhalten?
    c. Wurden Sie über mögliche Risiken und Handlungs-Alternativen informiert?
    d. Wurden die Informationen verständlich vermittelt? Waren Sie mit der Beratung zufrieden?
    e. Wie hat sich die Beratung auf Ihr Leben ausgewirkt? Haben Sie über das Heiraten und möglichen Kinderwunsch noch einmal nachgedacht? Wie haben Sie sich gefühlt?

5. Haben Sie Kinder?
    a. Wenn nein: Wollen Sie Kinder bekommen?
        i. Wenn nein: Warum nicht? Ist diese Entscheidung freiwillig? Wie fühlen Sie sich dabei? (weiter mit Frage 9.)
        ii. Wenn ja: Würden Sie das Kind vor der Geburt testen lassen? Welche Methode käme für Sie in Frage: eine Präimplantationsdiagnostik (PID) oder eine Pränataldiagnostik (PND) und warum? Würden Sie eine Schwangerschaft abbrechen lassen, wenn das Kind nicht gesund ist? (weiter mit Frage 8.)
    b. Wenn ja: (Für jedes einzelne Kind den Punkt 6.b wiederholen!) Wurde Ihr Kind vor der Geburt durch PID oder PND getestet?
        i. Wenn ja: War die Entscheidung, das Kind testen zu lassen, freiwillig?
        ii. Wenn nein: Wie kam es dazu?

        Ist Ihr Kind gesund?

        Wenn nein: Wie kam es dazu?

        Wie hat Ihr Kind darauf reagiert, dass Sie sich als Carrier für das Kind entschieden haben?
    c. Gab es noch andere Schwangerschaften? Was ist dann jeweils passiert? Haben sie die anstehenden Entscheidungen frei treffen können?

6. Als Sie/Ihre Frau schwanger wurde/n,
    a. Wurden Sie beraten und wenn ja, durch wen?

   b. Welche Informationen haben Sie dabei erhalten?
   c. Wurden Sie über mögliche Risiken und Handlungs-Alternativen informiert?
   d. Wurden die Informationen verständlich vermittelt? Waren Sie mit der Beratung zufrieden?

7. Wie hat Ihr soziales Umfeld bei Bekanntgabe einer Schwangerschaft reagiert?

8. Wann und wie wollen Sie Ihre gesunden Kinder über die Tatsache informieren, dass sie Carrier sind?

9. Sind Sie der Meinung, dass ein Kind mit Thalassämie (Diagnosestellung vor der Geburt) zur Welt kommen sollte oder nicht? Wie begründen Sie Ihre Meinung?

10. Auf Zypern sind Sie verpflichtet, sich vor der Eheschließung bezüglich Thalassämie testen zu lassen. In einigen Ländern werden Pflichtuntersuchungen abgelehnt. Was denken Sie über diese Pflichtuntersuchung?

11. Haben Sie selber Vorteile oder Nachteile von dem Programm zur Bekämpfung der Thalassämie gehabt und welche sind das?

12. Was ist Ihre Meinung über das „Programm zur Bekämpfung der Thalassämie“ auf Zypern? (Mögliche Aspekte: Zugang, Gerechtigkeit, Religiosität, Ökonomie, Diskriminierung Erkrankter oder Carrier)

7.5 Text für Zeitungsanzeige (deutsche Übersetzung)

CARRIER MIT THALASSÄMIE-GEN GESUCHT

Sie sind Träger eines Gens für Thalassämie?
Ihr Lebenspartner ist ebenfalls Träger des Gens für Thalassämie?

Dann haben Sie die Möglichkeit, an einer wissenschaftlichen Studie teilzunehmen. Die Teilnehmer der Studie werden um ein persönliches Interview gebeten.
Anhand eines vorbereiteten Fragenkatalogs wird Ihre Erfahrung als Carrier (Anlageträger) untersucht und Ihre Meinung zum „Programm zur Bekämpfung der Thalassämie auf Zypern" erhoben. Es finden keine körperlichen Untersuchungen oder Tests statt. Alle Informationen aus den Interviews werden anonym ausgewertet.

Die Studie wird von Frau Charitini Hadjiafxenti, Medizinische Hochschule Hannover (Deutschland), durchgeführt. Sie wird auch die Interviews durchführen.

Falls Sie Interesse haben, melden Sie sich bitte unter der Telephonnummer: 24-360909. Sie werden dann zur Vereinbarung eines Termins zum Interview zurückgerufen.

7.6 Probandeninformation und Einwilligungserklärung (deutsche Übersetzung)

Probanden-Information

zur

„Interviewstudie zu psychosozialen und ethischen Aspekten des Heterozygoten-Screenings am Beispiel der Thalassämie auf Zypern"

Wir möchten Sie informieren über eine Studie, die von der Medizinischen Hochschule Hannover/Deutschland, Abteilung Geschichte, Ethik und Philosophie der Medizin, durchgeführt wird.

An der Studie können zypriotische Paare teilnehmen, wenn beide Partner mindestens eine Erbanlage für Thalassämie haben (homozygote oder heterozygote Anlageträger). Im Rahmen der Studie wird ein Interview durchgeführt und auf Tonband aufgezeichnet. Die Interviews dauern ca. 1 Stunde. Darüber hinaus werden keine weiteren Daten erhoben und keine körperlichen Untersuchungen oder Tests durchgeführt. Die Auswertung der Interviews wird anonym vorgenommen.

Ziele der Untersuchung sind Erkenntnisse über die Lebens- und Sozialsituation der Betroffenen und insbesondere die Einstellungen zu genetischen Tests und genetischer Beratung bei Thalassämie. Dabei werden insbesondere Fragen zu den Beratungen, zur Partnerwahl und zum Umgang mit Kinderwunsch gestellt.

Für Sie entstehen über das Interview hinaus keine weiteren Belastungen oder Risiken. Ein direkter Nutzen ist für Sie nicht zu erwarten. Allerdings bietet die Studie Ihnen als Betroffenen die Chance, die eigene Meinung und Erfahrungen im Umgang mit genetischen Erkrankungen und genetischen Tests auszudrücken, so dass dieser Umgang in Zukunft verbessert werden kann.

Die Teilnahme an der Studie ist freiwillig. Die Teilnahme an der Studie kann zu jeder Zeit, auch während der Interviews, beendet werden. Sie müssen dafür keine Gründe nennen und Ihnen entstehen aus der Beendigung keinerlei Nachteile.

Falls Sie weitere Fragen haben, wenden Sie sich bitte an Frau Ch. Hadjiafxenti, die als Wissenschaftlerin die Interviews durchführt. Sie erreichen sie unter Tel.: 24 – 360 909.
Die Postanschrift der Hochschule lautet: Medizinische Hochschule Hannover, Carl-Neuberg-Str. 1, D-30625 Hannover, Tel.: xx49 511 532 4278.

Einwilligungserklärung

zur

„Interviewstudie zu psychosozialen und ethischen Aspekten des Heterozygoten-Screenings am Beispiel der Thalassämie auf Zypern“

Ich habe die Probanden-Information in Ruhe gelesen und verstanden. Die Studie umfasst ein Interview von ca. 1 Stunde Dauer. Die Auswertung des Interviews erfolgt anonym. Alle weiteren, mit der Studie verbundenen Fragen sind zu meiner Zufriedenheit beantwortet worden.

Ich habe ein Exemplar der Probanden-Information und Einwilligungserklärung für meine Unterlagen erhalten.

Ich erkläre hiermit, dass ich freiwillig an dieser Studie teilnehme.

Ich kann jederzeit, auch während des Interviews, meine Studienteilnahme ohne Angabe von Gründen abbrechen, ohne dass mir aus der Beendigung Nachteile entstehen.

....

(Ort, Datum, Unterschrift)

Klinische Ethik. Biomedizin in Forschung und Praxis
Clinical Ethics. Biomedicine in Research and Practice

Herausgegeben von Andreas Frewer (Erlangen-Nürnberg),
Gisela Bockenheimer-Lucius (Frankfurt a. M.), Christian Hick (Köln),
Irene Hirschberg (Hannover), Gerald Neitzke (Hannover) und
Florian Steger (Ulm)

Band 1 Andreas Frewer / Ulf Schmidt (Hrsg.): Standards der Forschung. Historische Entwicklung und ethische Grundlagen klinischer Studien. 2007.

Band 2 László Kovács: Medizin – Macht – Metaphern. Sprachbilder in der Humangenetik und ethische Konsequenzen ihrer Verwendung. 2009.

Band 3 Irene Hirschberg / Erich Grießler / Beate Littig / Andreas Frewer (Hrsg.): Ethische Fragen genetischer Beratung. Klinische Erfahrungen, Forschungsstudien und soziale Perspektiven. 2009.

Band 4 Janina Ehlert: Ethik und Therapieangebote auf Palliativstationen. Eine Interviewstudie mit betroffenen Patienten. 2014.

Band 5 Inken Emrich / Leyla Fröhlich-Güzelsoy / Andreas Frewer (Hrsg.): Ethik in der Medizin aus Patientensicht. Perspektivwechsel im Gesundheitswesen. 2014.

Band 6 Charitini Hadjiafxenti / Gerald Neitzke: Genetisches Screening, Thalassämie und Ethik. Eine Interviewstudie mit Betroffenen auf Zypern. 2017.

www.peterlang.com

www.ingramcontent.com/pod-product-compliance
Ingram Content Group UK Ltd.
Pitfield, Milton Keynes, MK11 3LW, UK
UKHW021855290926
8980IPUK00005B/846

9 783631 622865